これならできる!
魔法のスリム習慣

医師＆ダイエットコーチ
奥田弘美

～カラダ・ココロ　スッキリダイエット～

はじめに　〜なぜ、太っている人と、スリムな人がいるのか？〜

「水を飲んでも太る体質」「何を食べても太らない人」は存在しない

「私って、水を飲んでも太る体質なのよ〜」

「あいつは、何を食っても太らない体質だからいいよなあ〜」


そんなセリフ、どこかで耳にしたことありませんか？　もしかしたら、あなた自身が言ったことが、あるのでは？

はっきり言いましょう。


「あなたは、水を飲むだけでは太りません。食べているから太るのです」

「太らない人・スリムな人のほとんどは、体質ではありません。ちゃんとした理由があります」

ちょっと断定しすぎた言い方をしてしまいましたが、これは事実です。

世間で太らない人・スリムな人と思われている人のごくごく一部を除けば、何を食べても太らない、痩《や》せたままという人は存在しません。

確かに「肥満遺伝子」というものは存在しますが、その差はわずかドーナツ1個分。遺伝子を持っていない人は、持っている人よりドーナツ1個分だけ余分に食べても太らないだけなのです。

いま、どんなにスリムな人も、一部の人を除けば「食べすぎれば必ず太る」体質です。

では、なぜ彼らは、ずっと継続して痩せていたり、太らないのでしょうか？

一緒に食事をすれば、あなたとほぼ同じものを食べたり、時にはあなた以上に食べたりする。甘いケーキも、脂っこいフライドチキンも、パスタもグラタンも、体重やカロリーを気にせず食べているように見えるにもかかわらず、です。

あなたは思うでしょう。「この人たちは、きっと私と違って太らない体質なんだ。だから、こんなに好き放題《ほうだい》食べても太らないんだ。私と同じように食べていても太らないなんて、本当にうらやましい！」

でも、実際は違うのです。彼らは好き放題食べてはいますが、「あなたと同じように」は、食べていないのです。彼らには、太らない・スリムな体型を維持している、いくつかの共通する理由があるのです。そして、それらは意識する・しないの差はあるものの、彼らのスリム習慣になっているのです。


食べても太らない人・スリムな人は、スリム習慣を持っている！


何度も言いますが、先述《せんじゅつ》のごくわずかな人を除いては、「何を食べても太らない人・スリムな人」という人は、世には存在しません。

あなたの周りのスリムな人・太らない人には、ちゃんとした太らない理由、スリムなままでいる理由があるのです。

それは、単刀直入《たんとうちょくにゅう》にいうと、こうなります。

消費エネルギー（カロリー）　＞　摂取《せっしゅ》エネルギー（カロリー）

つまり、食べるエネルギー量よりも使うエネルギー量が多いか、もしくは同じ。だから太らない。非常にシンプルかつ明快です。当たり前すぎて、ちょっと面食らっている人もおられるでしょう!?

でも、結局のところ、そうなのです。

で、あなたが太る、もしくは痩せないのは、その反対です。

摂取エネルギー　＞　消費エネルギー

すなわち、食べたエネルギーが使ったエネルギーより多いか、ほぼ同じ。

「私、そんなに食べてないのに〜」「私よりスリムな友達の方が、いっぱい食べているわよ」と、いろいろと反論の声が聞こえてきそうですが、やはり結局のところ、詳《くわ》しく食生活を見ていくと、この公式に当てはまってしまうのです。

つまりスリムな人・太らない人には、摂取カロリーが消費カロリーを超えないように生活している**スリム習慣**が必ずといっていいほど、存在しているのです。

スリム習慣は、意識すれば誰でも身につけられる！

今現在、スリムな人・太らない人の中には、生まれながらにしてスリム習慣を身につけていたため、今まで一度も太ったことがないという人もいれば、昔は太っていたけれど、意識して**スリム習慣**を身につけたために、太らなくなったという人もいます。

前者の人の場合、そのスリム習慣は意識していないことがほとんどです。たぶん、彼らが育った環境（主に母親の食生活や生活習慣）がそういったスリム習慣だったために、幼児期から太った経験がないのでしょう。その証拠に、世間一般には家族全員がスマートだという家系も少なくありません。食事に関する習慣づけや行動パターンは、主に母親の育児によって身につきます。ですから、母親が太らないスリム習慣を持っている人ならば、自然と子どももそのスリム習慣を受け継《つ》ぎます。そういった人に育てられた子どもは、太ったことがない、もしくは痩せ気味であるといえるでしょう。

この現象を、肥満遺伝子や太りにくい体質だということで片づけている科学者もいますが、私は違うと思います。

何度も言うようですが、スリムな人・太らない人の秘密は、生活の中に隠《かく》れている「スリム習慣」なのです!!

その証拠に世間では、今まで痩せすぎていた人が、家族から離れて一人暮らしを始めたり、結婚したりして、食生活パターンが変わると急に太り出すことが多々あります。「幸せ太り」とか、「ストレス太り」といった言葉で表現されるこの現象——実は、その人の持っていたスリム習慣が失われたということにほかならないのです。

これらの人とは違って、スリム習慣が**後天的**《こうてんてき》に身についた人もいます。昔は太っていたのに、何らかのダイエットをしたり、生活習慣の変化があって痩せることができた。そして、その時に身についたスリム習慣を維持しているというタイプの人たちです。

たとえば、デビュー当時、ちょっとポッチャリ体型だったタレントさんが、人気が出てくるとどんどんスリムになる場合があり、その後もスリムな体型を維持していることがよくあります。

もちろん、ダイエットを繰り返している人もいるとは思いますが、インタビューなどで「別に特別なダイエットはしていないんですけど、ちょっと気をつけているだけです」と答えている方がいます。そういった人の中には、太らないスリム習慣を後天的に身につけた人が多いと思われます。

そして何を隠そう、私自身もこの部類に入ります。実は、私は小学生のころに太っていることをからかわれ、女友達からは不名誉《ふめいよ》な「ぶー」というあだ名をつけられました。そのあだ名を返上するために、ずっとダイエット情報を集めては実践したり、検証してきた結果、太らないスリム習慣が身につき、高校生から私のサイズは変わっていません。今も昔も多少の体重の差はありますが、すべて9号サイズです。2人の子どもの出産後は、逆に下半身のサイズは1つ低下したぐらいです（ちなみに、私に「ぶー」というあだ名をつけた女友達はみんな、中年太りが始まってきて、肥満に悩んでいますが……）。

現在、私は精神科医としてクリニックで診療《しんりょう》するかたわら、コーチング・ダイエット外来を併設《へいせつ》し、この自分が習得した太らないスリム習慣を、希望される方に伝授《でんじゅ》しながら、ダイエットをサポートしています。

この本では、その外来で患者さんたちに伝授しているスリム習慣について、できるだけ簡潔《かんけつ》にまとめてみました。このスリム習慣を身につけていただければ、ダイエットが成功しやすくなるのはもちろんのこと、ダイエット後のリバウンド防止にも役立てていただけると確信しています。

目次

あとがき

●ダイエットのよくある悩みに即答！ Q＆A

第1章

スリムな人、太らない人が無意識に心がけている魔法のスリム習慣

～食事編～

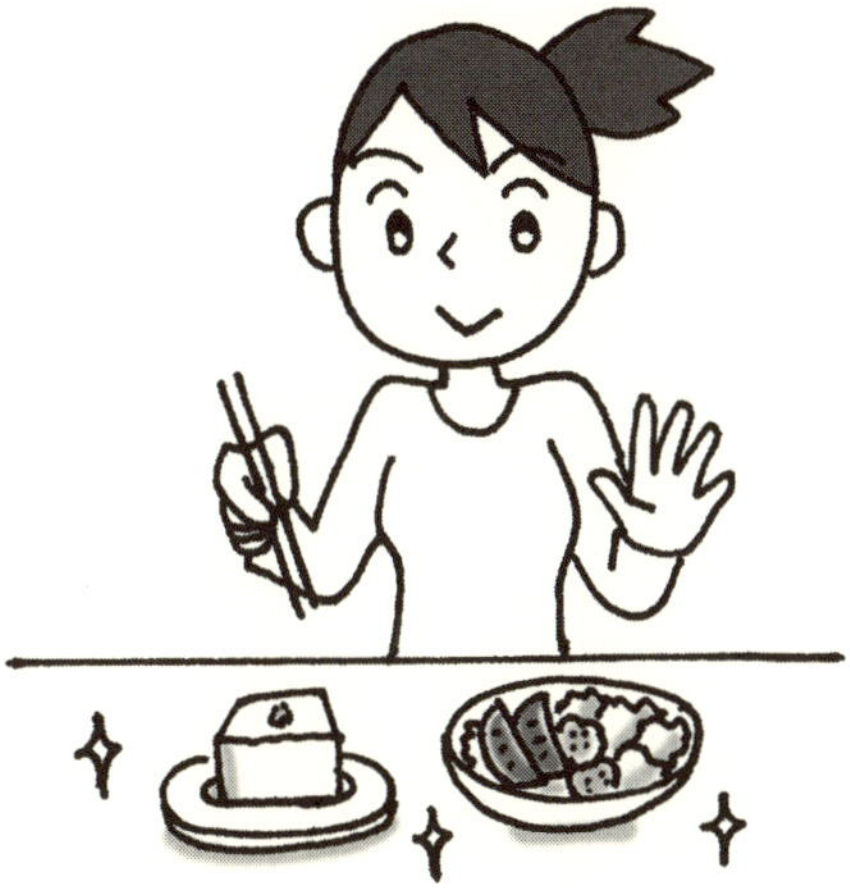

いつもスリムな人・いくつになっても太らない人にインタビューした結果、彼らが無意識、もしくは意識的に実行しているスリム習慣が見えてきました。彼らがベスト体重を維持している秘密は、これらの習慣にあったのです。さっそく、その魔法の習慣を知って、あなたの心もスリム仕様に意識改革しちゃいましょう。

スリム習慣

1

空腹センサーに従って食べよう。

健康な人間にはもともと、過剰に太らないためのセンサーが搭載《とうさい》されています。それは「空腹感」。スリムな人・太らない人はこの「空腹感センサー」が非常に敏感《びんかん》です。「お腹が空いていると食べる」「お腹が空いていないと食べない」ということを、ただただ忠実に行っています。

しかし、太っているあなたは違うのではないでしょうか？ 「お腹が空いていなくても、おいしそうだから食べている」「お腹が空いていなくても、もったいないから食べてしまう」「お腹が空いている」「お腹が空いていなくても、むしゃくしゃするからヤケ食いする」「お腹が空いていなくても、付き合いだから食べている」のでは、ありませんか？

人間はもともと空腹だと食べる、お腹が満たされると食べない動物です。このことは小さい子どもを見ていればよくわかります。幼稚園ぐらいの子どもはお腹がいっぱいになると、どんなに好物のハンバーグであってもケーキであっても、見向きもしません。躊躇《ちゅうちょ》なく残してしまいます。

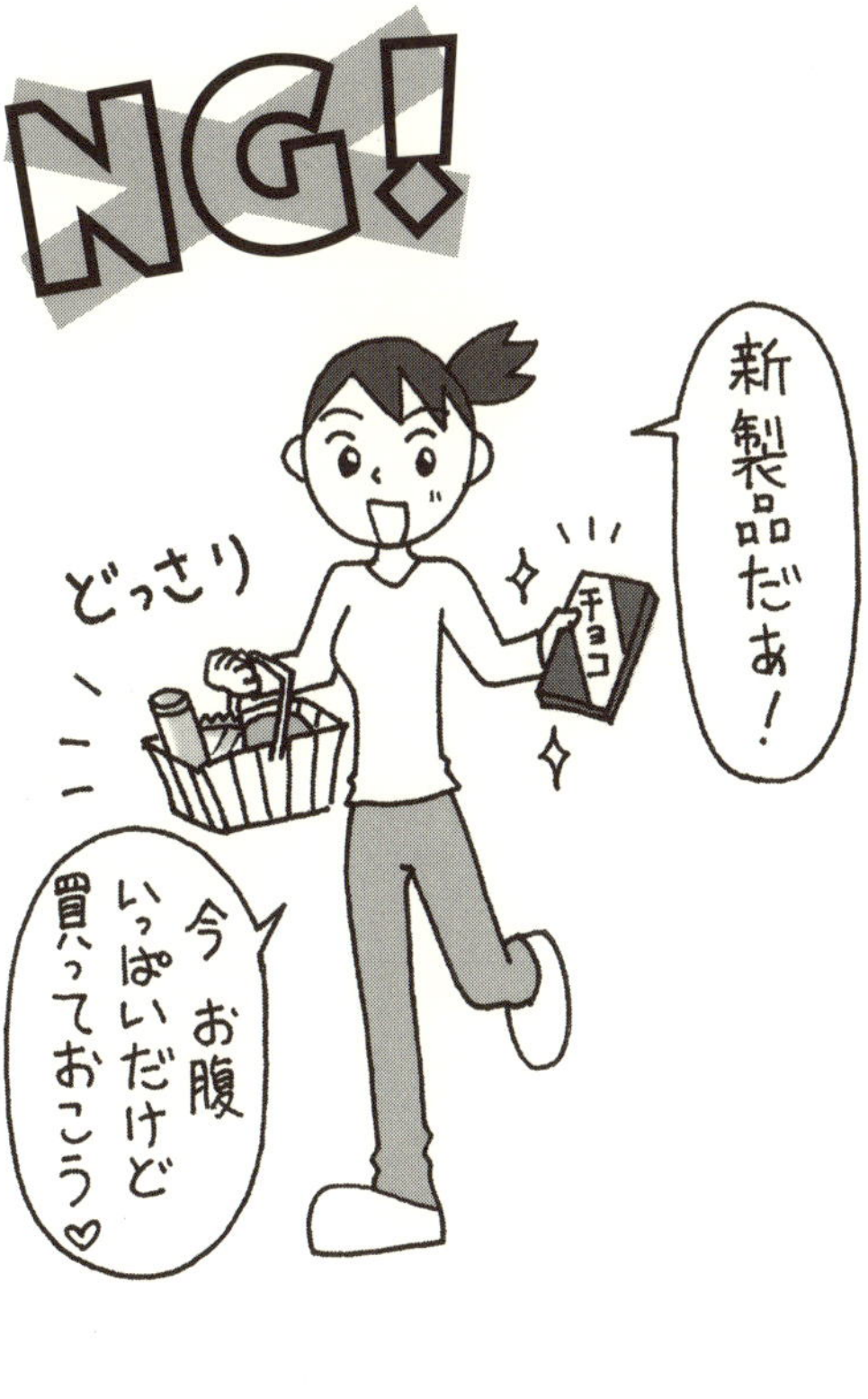
NG!
新製品だぁ!
チョコ
どっさり
今お腹いっぱいだけど買っておこう♡

また幼稚園児を見ていると、特別に病的な体質の子ども以外は、極端《きょくたん》に太っている子がいないことに気がつきます。ちょっとぽっちゃり型・痩《や》せ型の子どもはいても、大人に見るような肥満体形はありません。幼稚園児ぐらいまでは、ほとんどの子どもがこの「空腹センサー」に従って食べているために、極端な肥満が存在しにくいのです。

空腹センサー、すなわちお腹が空いているということは、エネルギーを使い果たしたというサインです。お腹が空いていないということは、エネルギーがまだ残っているという生体からのメッセージです。エネルギーが残っているのに食べてしまうと、その余計な食べ物は、どんどん脂肪になって体に蓄積《ちくせき》されるのです。

さあ、あなたも今日から「空腹感」を感じて食べる本能をよみがえらせてください。それだけで痩せる人もいますし、たとえ痩せなくても、まず太らなくなります。

実践！スリム習慣 1

何か物を食べる前に、まず、胃袋に問いかけて。「今、お腹空いている？」胃袋がYESかどうか、確かめてから食べる癖《くせ》をつけましょう。NOだったら、テイクアウト、または後から食べればいいのですから。

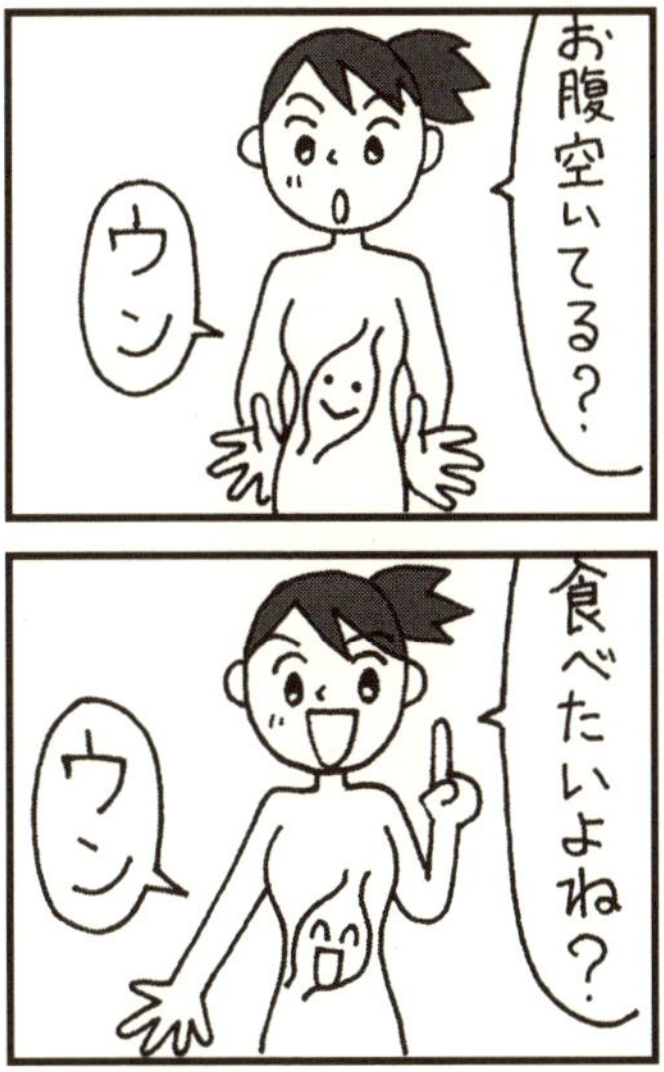

スリム習慣

2

常にいちばんおいしく感じる「食べ時」に、食べよう。

先述した、「空腹になってから食べる」という食べ方は、いちばん「おいしさ」が感じられる食べ方だともいえます。

一億人総グルメ時代といわれるほど、現在の日本人は、おいしいものを捜し求めて食を堪能している人がほとんどです。デパートの地下は、全国各地や有名店の食べ物・お菓子類がところ狭《せま》しと陳列《ちんれつ》され、それらを買い求める人たちで常にごった返しています。私自身も大好きで、デパートに行って食料品売り場をのぞいて帰らないことはまずありません。スリムな人・太らない人の中にも、食にこだわるグルメ家がたくさんいます。

しかし、彼らは美食家でありながら、太ってはいません。なぜでしょう？

それは、彼らが「おいしいものは、いちばんおいしいと感じる時に食べる」ことを守っているからなのです。せっかくのめずらしい食べ物、高価な食材で念入りに作られた食べ物は、いちばんおいしいと感じる方法で、最高に味わいたいものですよね。

彼らは知っています。人間がいちばんおいしいと感じて食べる方法、それは、「お腹が空いている時に食べる」ということを。

そう、空腹になってから食べるのがいちばんおいしいのです。現在の日本や先進国ではおいしそうな食べ物がそこかしこに溢《あふ》れていて、食欲に従って食べるよりも、目で見たり頭で考えたりして食べてしまう癖《くせ》がついてしまっているのです。まずは、空腹を感じてから食べるように心がけてみましょう。それだけでも体重維持やリバウンド防止に大変役に立ちますし、なかには痩《や》せる人もいると思います。

空腹になってから食べた物は、その多くが体のエネルギーに即、転換されていきますので、脂肪として蓄積《ちくせき》しにくいのです。

また、空腹になってから食べるということが、いちばん「グルメ」を堪能《たんのう》できる「最高においしい食べ時だ」ということも、あわせて覚えておきたいと思います。

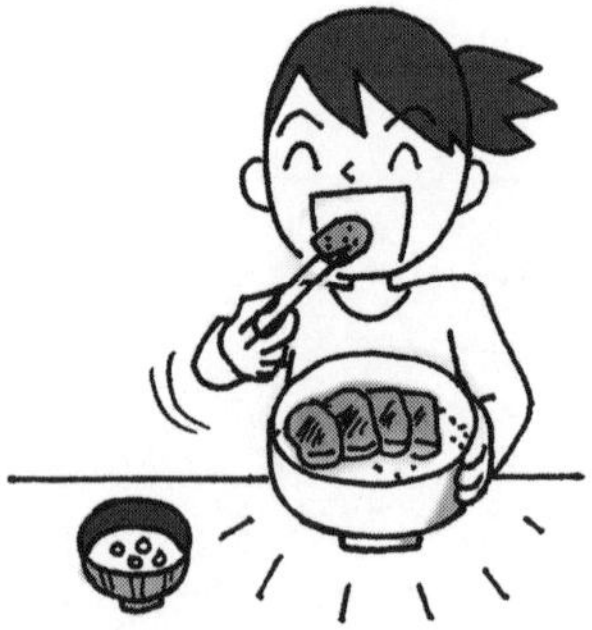

実践！スリム習慣 2

おいしいもの、高額なものを食べる時ほど、お腹が空くまで我慢《がまん》してみましょう。たとえば一駅多く歩く、駅の階段を上り下りする、など手軽にできる運動を取り入れるのもオススメ。空腹でのおいしさを体験すればするほど、やみつきになります。

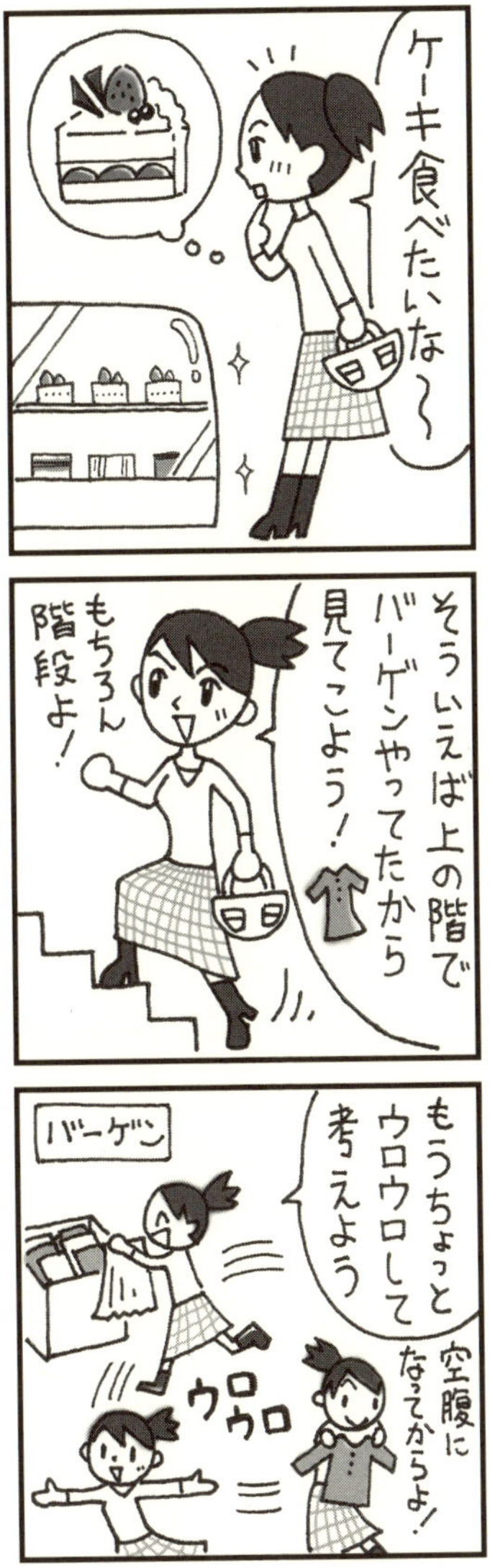
ケーキ食べたいな〜
そういえば上の階でバーゲンやってたから見てこよう！
もちろん階段よ！
バーゲン
もうちょっとウロウロして考えよう
ウロウロ
空腹になってからよ！

スリム習慣

3

腹八分目でいったん、食べるのをやめてみよう。

スリムな人・太らない人のほとんどは、「腹八分目」で食べるのをいったんやめています。逆に太っている人・太りやすい人というのは、毎食、「お腹いっぱいまで食べ続ける」ことが多いようです。

実は食事の時、「腹八分目」だと感じるところが本当の満腹状態であり、「お腹いっぱい、はちきれそう」と感じるところはすでに食べすぎの状態なのです。満腹を感じる頭の視《し》床《しょう》下《か》部《ぶ》という脳は、食後20分ほどたたないと正確な「満腹信号」を出すことができません。ですから、私たちが食事をしていて「まだ入るけれども、とりあえず空腹感はまったくない状態＝腹八分目状態」が、20分たつと満腹状態に等しくなるのです。それ以上食べたものはすべて余分なエネルギーとなって、脂肪として蓄積《ちくせき》されるのです。

お腹いっぱい食べる癖《くせ》がついている人は、はじめは物足りないかもしれませんし、腹八分目ポイントが感じにくいかもしれません。しかし、とりあえず空腹感がなくなったら食卓を離れ、20分間ほどテレビを見たり、本を読んだりしてみてください。そして、まだどうしても食べ足りないようならば、もう少しだけ食べてください。ほとんどの方が、20分たつと不思議と満腹になっているはずです。

そのため外食の時は少なめに頼むのがスリムのコツ。足りなければ追加注文していけばいいのです。この心がけは太りすぎの防止にも、またお金の節約にもなって一石二鳥です。

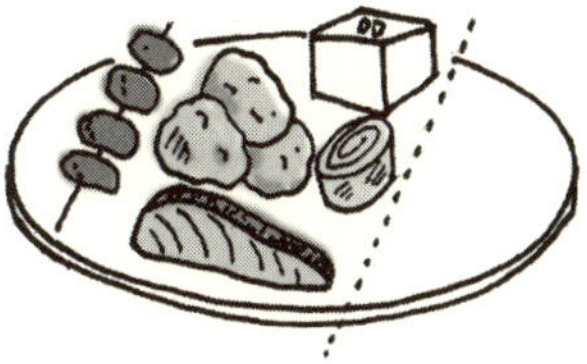

実践！スリム習慣 3

食事を始めて、ほどよく空腹感がなくなったら、まずは食べ物から離れましょう。テレビを見る、インターネットをするなどして、20分間様子を見てみると、いつの間にか満腹感を得られるはず！

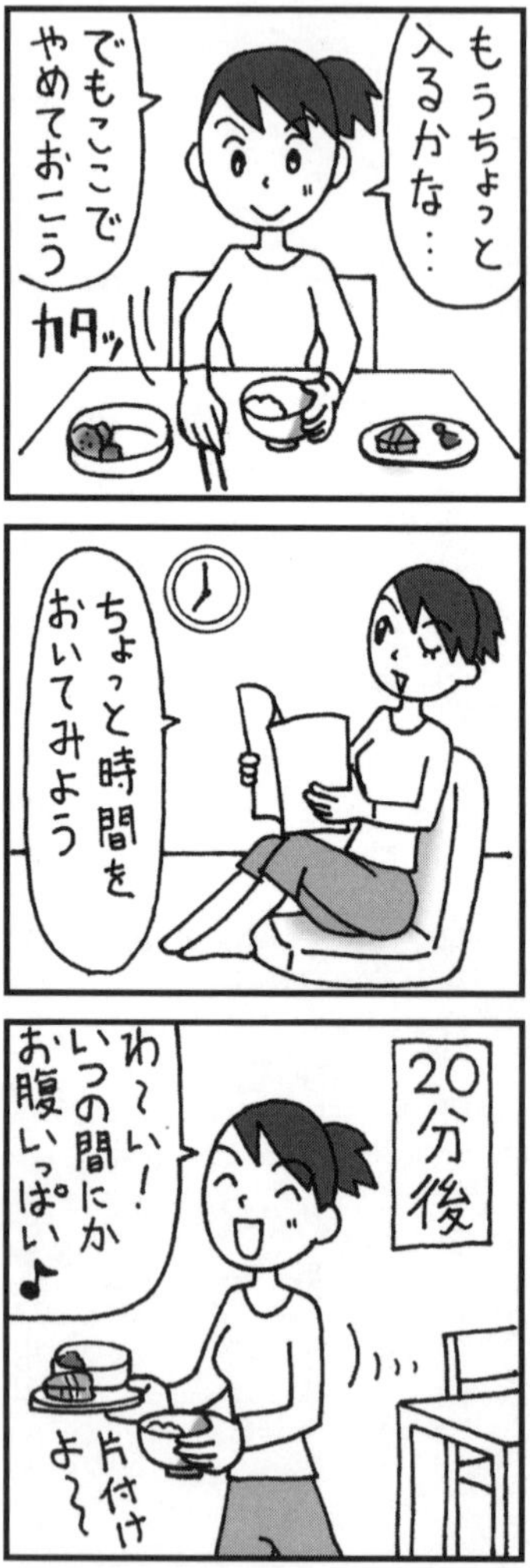
もうちょっと入るかな・・・
でもここでやめておこう
カタッ
ちょっと時間をおいてみよう
20分後
わ〜い！いつの間にかお腹いっぱい♪
片付けよ〜

Q1 ダイエットのよくある悩みに即答！ Q＆A

ダイエットに挫折《ざせつ》しやすい私。一度サボるとあきらめてしまうのですが……。

A ダイエット中は、ただでさえストレスが溜《た》まりやすい時期。強いストレスが続くとヤケ食いに走りやすく、リバウンドの原因になります。もし食べてしまった時はクヨクヨ後悔せず、再スタートだと考えて、次の日からの食事で調整しましょう。ダイエット中は確かに食べすぎるとすぐに体重が増えたりしますが、逆に落ちやすい状態でもあります。体と心がダイエット習慣を忘れないうちに、再スタートさせるのがコツです。ダイエットはマラソンのようなもの。もし食べすぎたら、休憩《きゅうけい》（ダイエットホリデー）したと考えて、また走り始めましょう。一時休んでもいいし、リバウンドしてもいいから、また再スタートさせる。そのシツコイ（笑）根性が、ダイエット成功につながります。

スリム習慣

4

「三食神話」にとらわれない。

「何があっても3食きちんと食べなさい」と両親から教えられている人は多いと思います。たとえお腹が空いていなくても、とにかく食事の時間になったら食べなくては……と固く思い込んでいる人もたくさんいますが、これが大きな間違い！　今の日本で、いわゆる3食をきっちり食べると、1700カロリーをオーバーしてしまうことが多いのです。これでは、代謝が落ちてくる30代以降は食べすぎとなってしまいます。左ページの表は、一般的な女性の食事の一例です。

朝
卵入りミックスサンド　480カロリー
＋カフェオレ　100カロリー
＝580カロリー

昼
カルボナーラ　**800カロリー**

間食
チーズケーキ　240カロリー
＋果汁ジュース（200cc）160カロリー
＝400カロリー

夕食
ハンバーグ定食　720カロリー
＋ビール（1缶）140カロリー
＝860カロリー

これだけで、なんと2640カロリー。普通の軽労働をしている女性の消費カロリーは約1700カロリーですから、940カロリーもオーバーしているのです。このままの食生活では、じわりじわりと余分な脂肪を身につけてしまうことに……。しかし暴飲暴《ぼういんぼう》食《しょく》をしているわけではないので、本人には「カロリー過剰《かじょう》」という自覚がほどんどありません。

中年になってもスリムな人・太らない人は、3食のうちの1食をサラダとゆで卵、おかずの残り物だけ（ご飯なし）、ヨーグルトとフルーツなど、軽食にしていることが多いのです。前述の例でいうと、毎日ただなんとなく食べている朝食から炭水化物を抜き、卵とカフェオレとサラダといった軽いメニューにするだけでマイナス400カロリー。さらにさらに、ジュースやビールなど習慣でつい頼んでしまっている飲み物をハーブティーやウーロン茶に変え、間食を控《ひか》えるだけでマイナス540カロリー。合計で940カロリー省くことができ、カルボナーラやハンバーグ定食などカロリーの高いものを食べても、1700カロリーを超えません。

中年になってからどうにも太りやすくなった……と思う人は、まず今日食べたものを書き出し、それぞれのカロリーを計算してみましょう。そこでカロリーが過剰だった場合は、毎日お腹が空いていない時に食べている1食を軽くして、栄養バランスを1日のトータルで考えましょう。「三食神話」にとらわれている限り、いつまでたっても痩《や》せません。

ただし量の調節はできるだけ炭水化物（ご飯、パン、麺《めん》類など）や油脂類を減らすことでダウンして、たんぱく質は減らさないようにしてくださいね。

実践！スリム習慣 4

1日3食の中から、さほどお腹が空いていない食事の、主食・穀類《こくるい》を半分以下にしてみましょう。

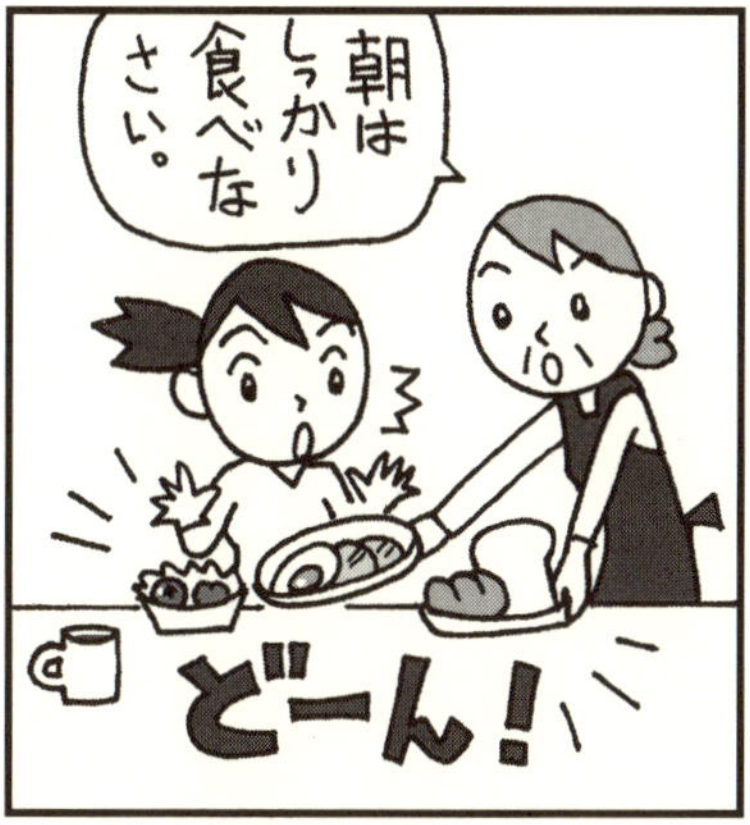
朝はしっかり食べなさい。
どーん！

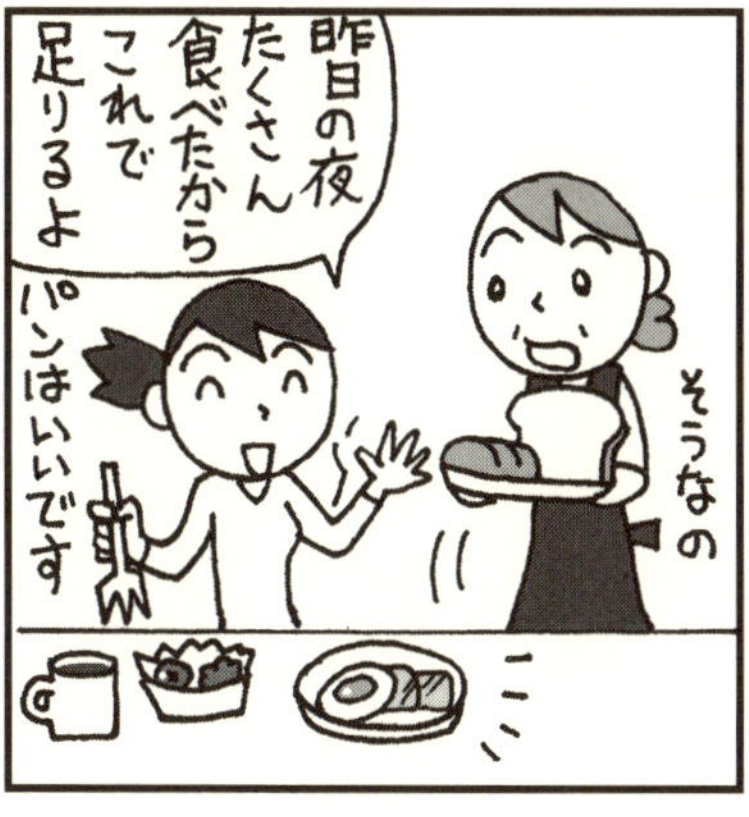
昨日の夜たくさん食べたからこれで足りるよ
パンはいいです
そうなの

スリム習慣

5

食べたいものを無理に我慢《がまん》しない。

スリムな人や太らない人は、食べたいものを我慢しないで、食べたい時に食べています。それが甘いケーキやお菓子であっても、高脂肪の揚げ物や肉料理であっても、またフランス料理やイタリアンのフルコースでも躊躇《ちゅうちょ》しません。

「だって太ってないから、食べられるのは当たり前じゃないの！」と読者からお叱りの声が飛んできそうですが、それはごもっともな意見です。

スリムだから、太っていないから、ダイエットしていないから、食べられる、と考えるのが普通ですが、実はここに大きなヒントがあるのです。

まず、ダイエット中のことを考えてみてください。ダイエットといえば、ケーキやパフェ、フライドチキンやフランス料理など高カロリーなものを我慢する人がほとんどです。すると、「食べたいのに食べられない」というストレスが発生します。

　人間というのは、一部の人を除いて非常に食いしん坊にできています。はっきりいって、食い意地が張っている生き物です。そのため我慢すれば我慢するほど、「食べたい」欲求が高まります。ダイエットが終了すると、その肥大した「食べたい欲求」を抑えることができなくなるので、反動から食べてしまう。

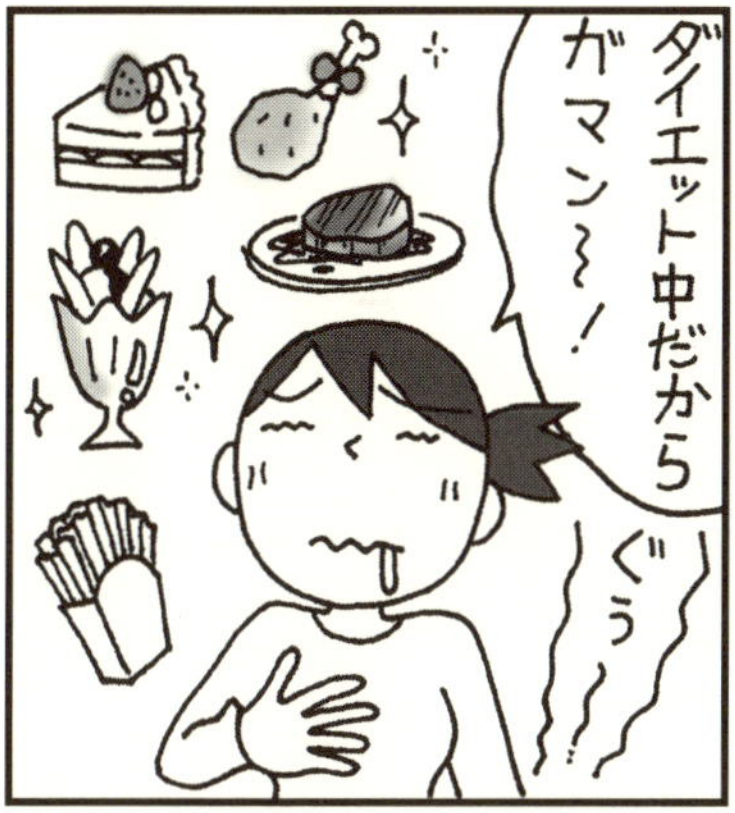
ダイエット中だから
ガマン～！
ぐぅ

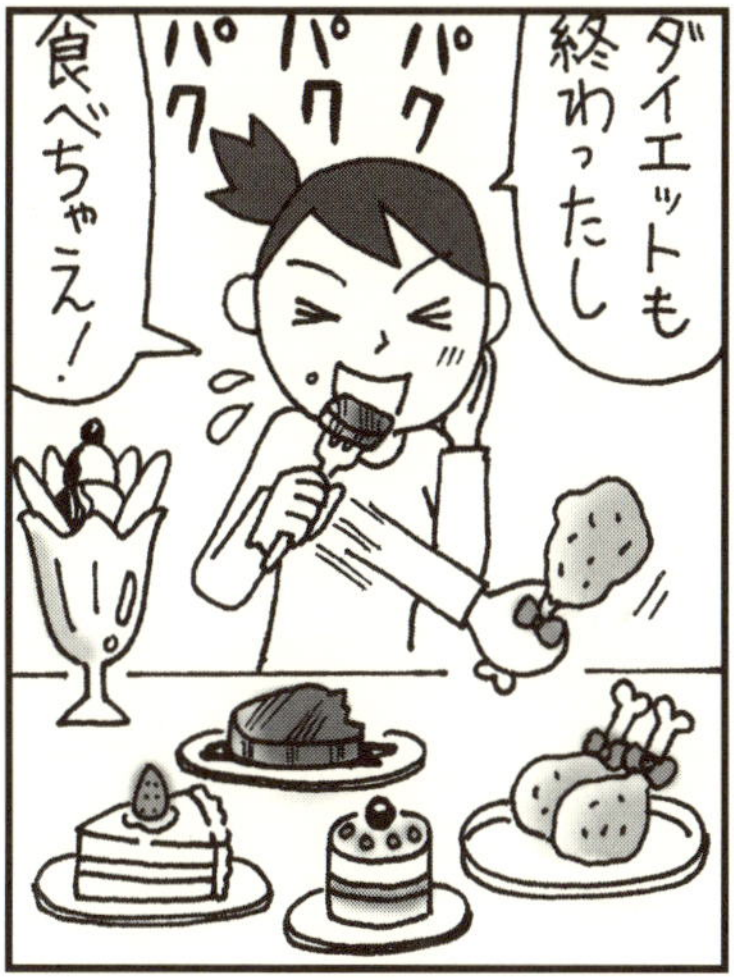
ダイエットも
終わったし
パク
パク
パク
パク
パク
パク
食べちゃえ！

しかも我慢していた分だけ、満腹感を無視して多量に食べてしまうことがほとんどです。そして、あっという間にリバウンド……ということを経験している人も多いのではないでしょうか?

スリムな人・太らない人は我慢しないで、食べたい時に食べたいものを食べています。でも彼らは空腹センサーが敏感《びんかん》ですから、次の食事はお腹が空くまで食べません。

だから、高カロリーのものを食べた時ほど自然とお腹が空くのが遅くなってしまい、無理なくカロリーダウンできるわけなのです。

食べたいものを、その時にほどよく食べている。だからこそ、食に対する欲求不満がないため、彼らは無茶食いやドカ食いとは無縁《むえん》なのです。ダイエット中でもあまり無理をせずに、食べたい欲求には素直に従いましょう。我慢することよりもストレスを溜《た》めないことが、実はスリムになるための近道なのです。

実践！スリム習慣5

本当にお腹が空いたと思ったら、無理に我慢せずに、食べてみましょう。ただしゆっくりと味わって、ドカ食いをしないように。そして、次にお腹が空くまでは食べないように心がけて！

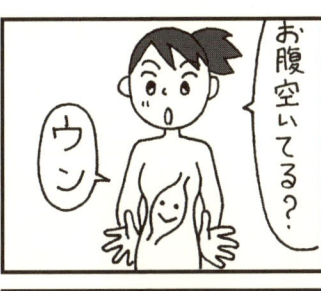

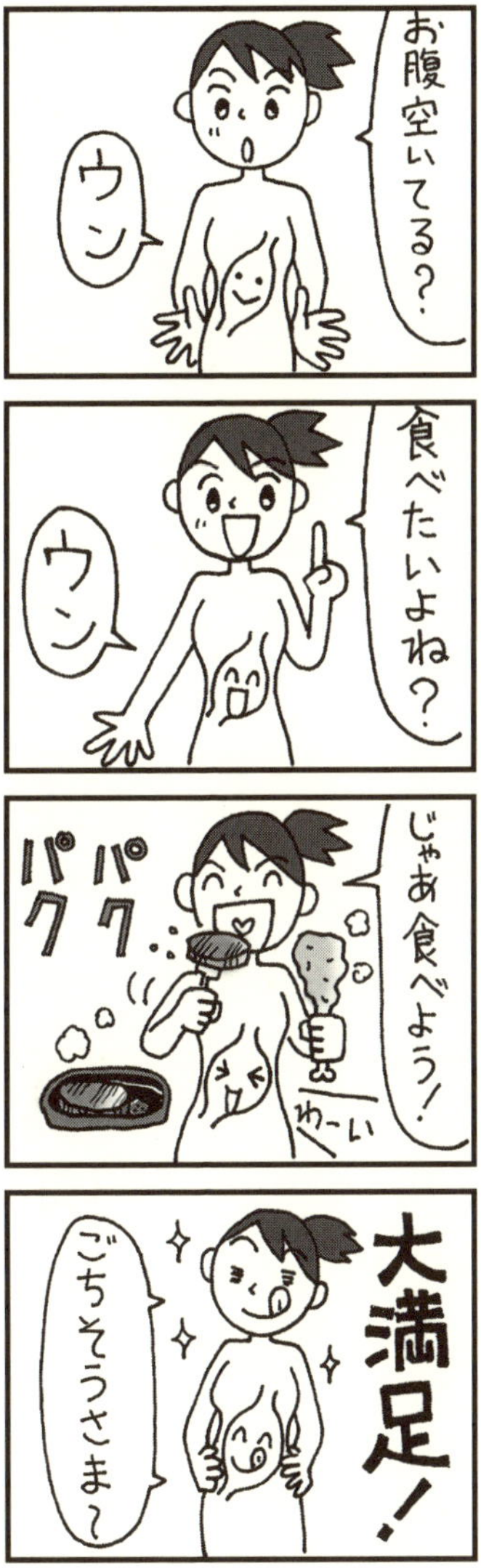

スリム習慣

6

食べすぎた次の1食は軽くしよう。

いくら気をつけていても、時には食べすぎてしまうこともあるでしょう。そんな時にも慌《あわ》てないで！　前の食事で食べすぎた栄養素を次の食事で控《ひか》えることで、調整することができるんです。

「前の食事で肉を食べすぎたから、野菜中心、魚中心のメニューにしよう」

「昼食に油料理を食べたから、夕食はノンオイリーな和食にしよう」

といったように、1日の摂取カロリーをトータルで考え、調整するのです。

人間は、甘いものを食べると、次は自然と甘いものを欲しなくなります。脂っこいものを食べると、次はあっさりしたものが欲しくなります。おにぎりや麺《めん》類といった炭水化物だけの食事を食べると、次には肉や魚・卵といった、たんぱく質や野菜が欲しくなります。

……そんな風に自然に栄養バランスを調節できるシステムが、人間にはもともと、備《そな》わっています。小さな子どもや、太らない人・スリムな人は、このシステム通りに食べていることがほとんどです。それが、自然とカロリーコントロールにも役立っているのです。

大切なのは食べたいものを無理やり我慢《がまん》するのではなく、食べ方に気をつけることなのです。この食べ方の詳《くわ》しい説明は第2章スリム習慣14のカンタン栄養学（86ページ〜）を参考にしてください。

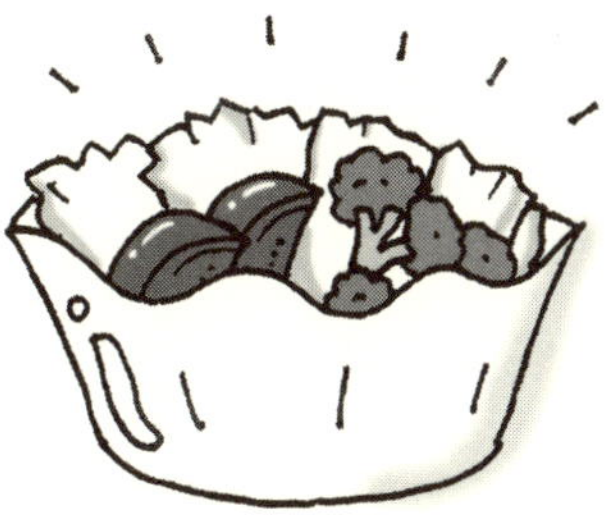

実践！スリム習慣 6

たとえダイエット中に食べすぎてしまっても、次の食事で調整すればＯＫです。大切なのは食べたいものを無理に我慢することではなく、１日をトータルした食べ方やカロリーに気をつけること。あまり自分を責めるとストレスがかかり、暴飲暴食《ぼういんぼうしょく》の原因にも！

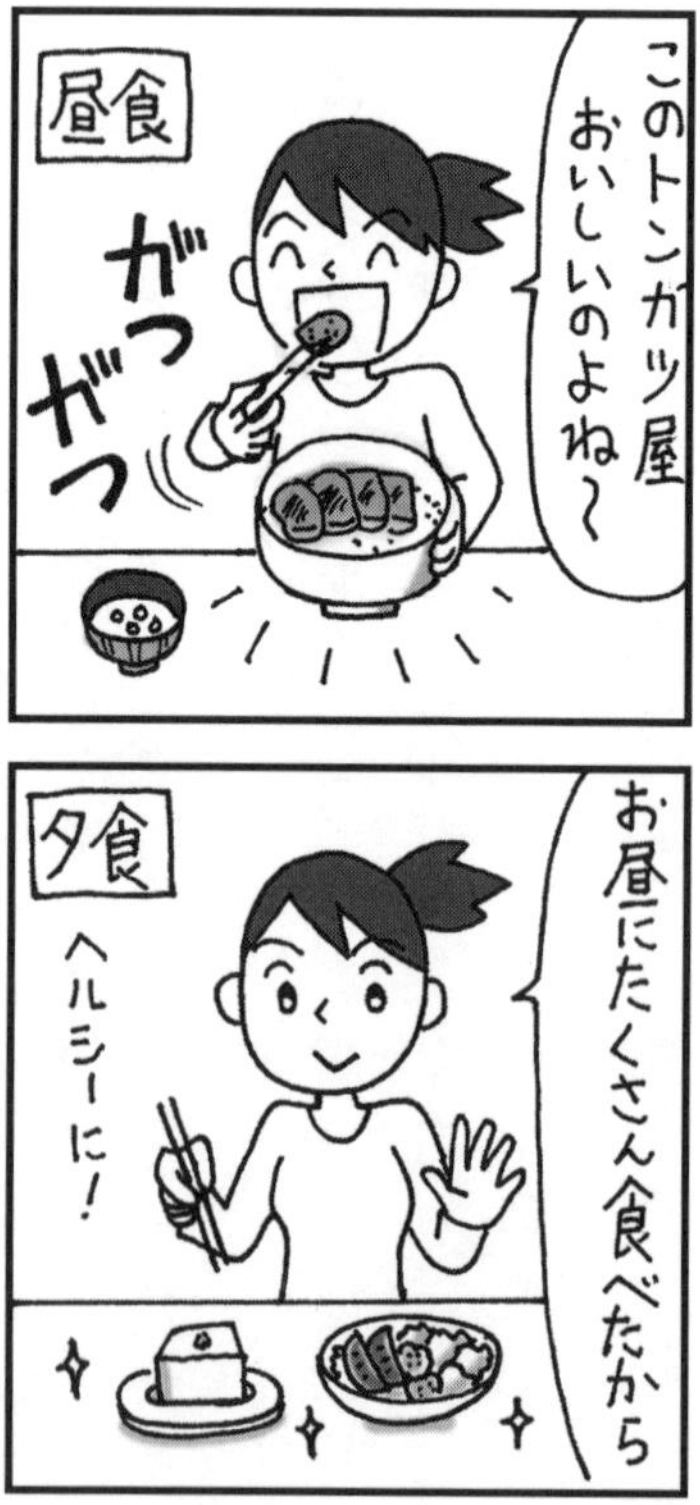
昼食
このトンカツ屋おいしいのよね～
ガツガツ
夕食
お昼にたくさん食べたから
ヘルシーに！

Q2

ダイエットのため粗食を心がけていますが、あまり効果がありません。どうして!?

A 栄養の基礎知識を持たずに食事をただ減らしていると、いずれ体がもたなくなります。とくに菜食《さいしょく》主義や粗食《そしょく》主義の人に多いのが、慢性的《まんせいてき》なたんぱく質不足。たんぱく質が不足すると、痩《や》せる前に気力や体力がダウンしてしまいます。また筋肉量が減るため、ちょっと動いただけで疲れてしまい、運動量も低下しますし、筋肉が少なくなればなるほど代謝《たいしゃ》もどんどん下がり、痩せにくくなります。さらに肌に潤《うるお》いがなくなり、シワやくすみなど肌老化の原因にも！

たんぱく質はゆで卵や魚肉ソーセージなどコンビニで売っているものでも手軽に補給できますので、毎日摂《と》るよう心がけて！

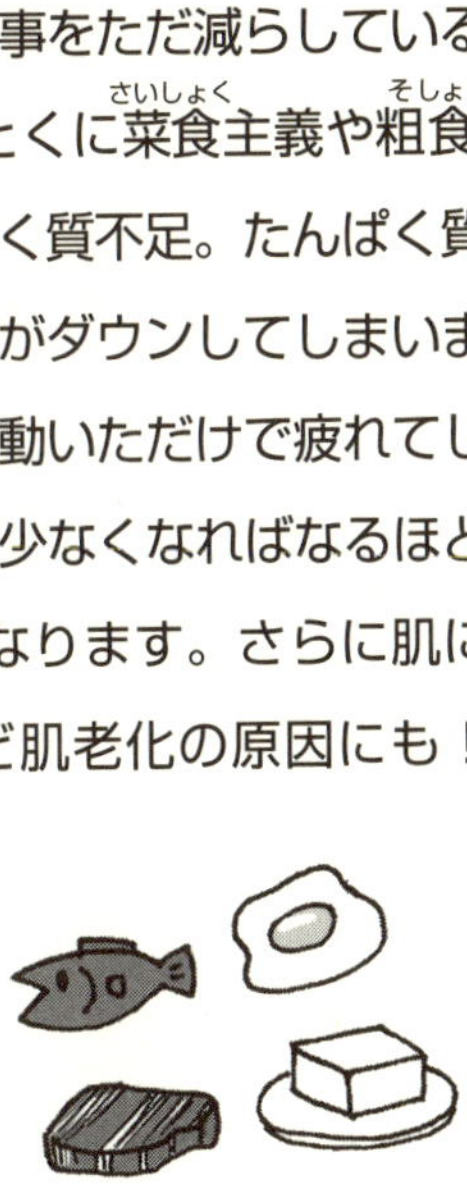

スリム習慣

7

30代以降は1食を軽くしよう。

人間には「基礎代謝《たいしゃ》」といって、何もしなくても消費されるエネルギーがあります。基礎代謝は基本的な生命維持に使われるカロリーで、呼吸、消化、排泄《はいせつ》、体の成長などに使用されるものです。

この基礎代謝は、一般に10代の成長期に最も高く、それ以降は年齢が上がるほど少なくなってきます。女性・男性とも、成長期のピークの基礎代謝に比べて、20代、30代、40代と進むに従って、50～100カロリーずつぐらい低下していきます。

ですので、若いころと同じ量を食べていて、同じ量の運動をしていたとしても、年齢が上がれば上がるほど太りやすくなるのです。

とくに中年太りが始まる30代半ばから40代にかけて、今までスリムだった人・太らなかった人でも急に太り出すことがあります。これは、代謝だけではなく、運動量の違いや仕事内容の変化、結婚、出産などにより生活習慣が変わってしまうことが原因だと思われます。

しかしスリムな人・太らない人の中には、中年になっても、いつまでも体型がさほど変化せず、中年太りをしない人たちが存在します。

彼らの食生活を観察した結果、私はあることに気がつきました。

大体、そういった人たちは、朝食・昼食・夕食の3食のうち、1食は軽くしている人が多いということです。

よくよく聞いてみれば、「朝はお腹が空いてないので、コーヒーとヨーグルトだけ」とか、「朝しっかりと食べるから、お昼はゆで卵とサラダ程度で十分」とか、「夜はお腹が空いていないと、主食は食べない」という人が圧倒的に多いのです。

30代を過ぎると、朝・昼・夕を、いわゆるお店の定食なみに「しっかり」食べていると、カロリーオーバーしがちになります。たとえば、次の一般的なメニューの一例をご覧ください。

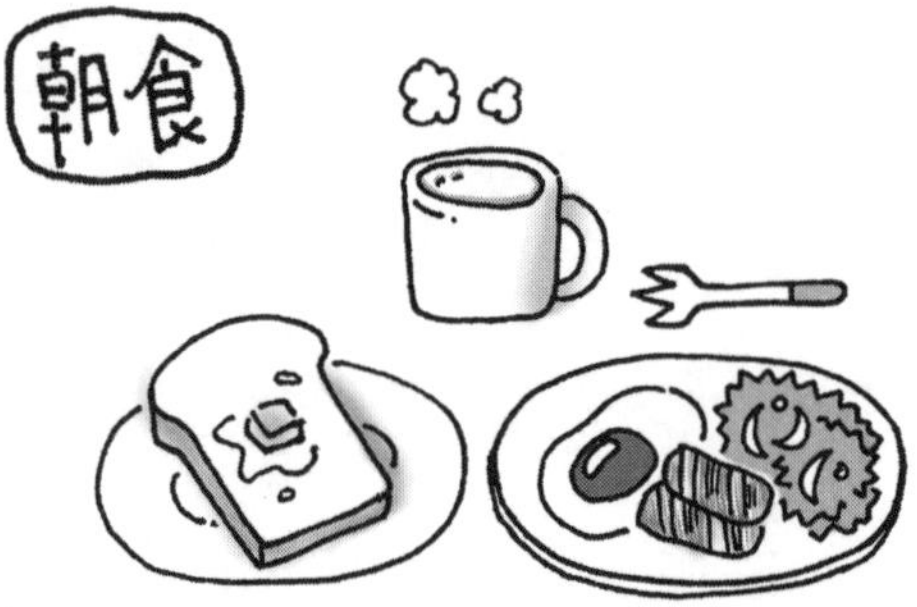

食パン５枚切り（バター付き）、ハムエッグ、サラダ、カフェオレ

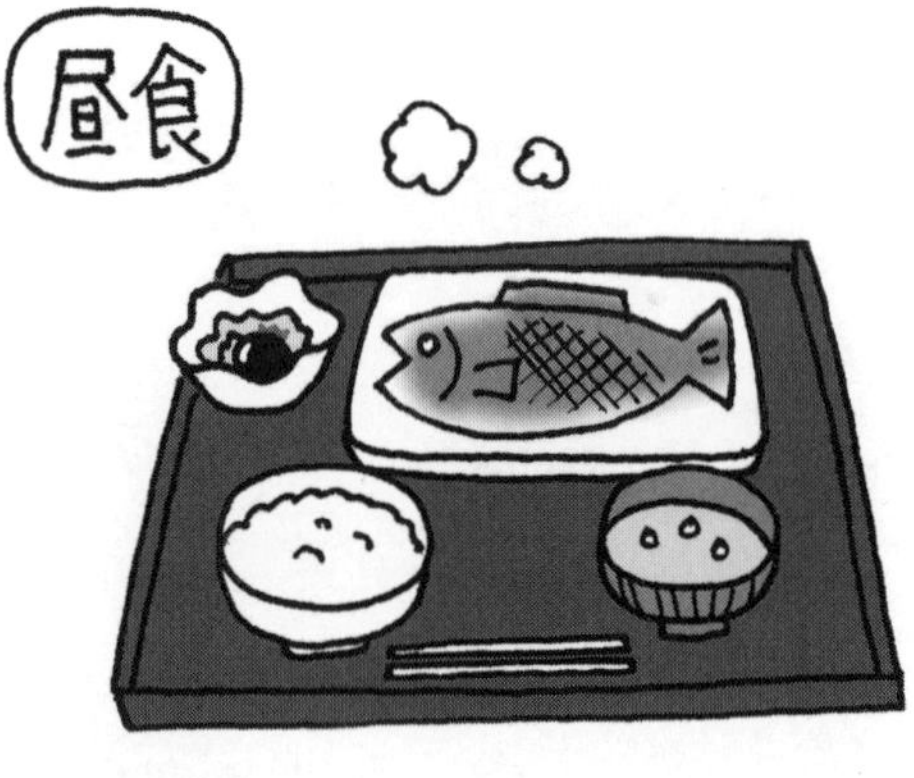

会社の定食
（ご飯、お味噌汁、小鉢、肉か魚のメインディッシュ）

自宅
（ハンバーグ、サラダ、スープ、ご飯）

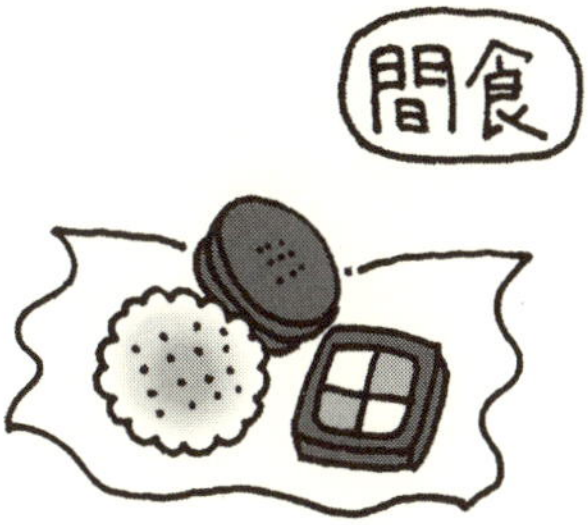

クッキー2、3枚

このメニューをご飯お茶碗《ちゃわん》1杯程度で食べるとして概算《がいさん》しますと、朝は500カロリー、昼と夜はメインにもよりますが、大体600~800カロリー、クッキーが2枚で160カロリーとなり、少なく見積もっても1860カロリーとなります。

実は、30歳を過ぎた女性で事務職や家事など軽労働をしている人ならば、必要とされる栄養所要量は概算で約1700カロリー前後。なので、この食生活を続けていると、少しずつ太ってきてしまうのです。男性は栄養所要量《しょようりょう》が女性よりも高いので、このメニューでご飯1杯ならば太らないでしょうが、大体の人は主食の量がもっと多いですし、アルコールが加わることが多いため、結局3食きっちり食べていると、エネルギーオーバーになっていることが多いようです。

中年以降もスリムな人・太らない人というのは、そのあたりを食欲センサーで敏感にキャッチできますので、3食のうち自然と「お腹が空かない」食事が出てきて、それを軽めにしていることが多いのです。

生活パターンによって、軽くする食事や内容は、人さまざまです。あなたに合った1食軽くする方法を、次の『スペシャル版　実践スリム習慣』で見つけてみてください。

実践！スリム習慣 7

基礎代謝は年齢とともに低下します。30歳以降の食事は、食欲センサーを敏感《びんかん》に働かせ、「1食軽く」を心がけて。

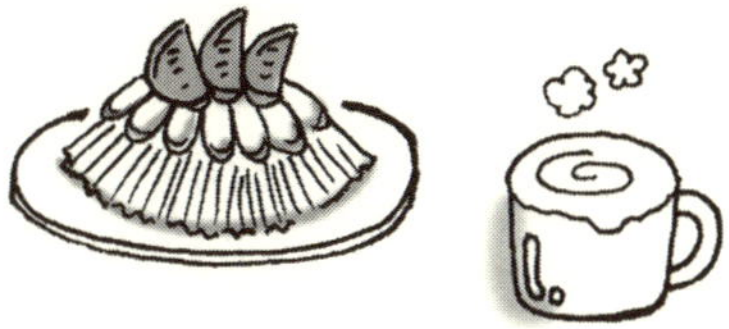

Special

スペシャル版　実践！スリム習慣
タイプ別　1食を軽くするコツ

さあ、それでは1食を軽くするためにはどうしたらいいのでしょうか？　食べ方のタイプ別に見ていきましょう。

パターン1
夜遅くしっかりと食べる人の場合は、朝食を軽くしている

夜10時以降に夕食を食べるライフスタイルの人のほとんどが、朝を軽くしています。理由はいたってシンプル。「朝は、まだお腹が空いていないから」です。これは夜遅く食べた食事のエネルギーが、朝にはまだ余っているからなのです。人によってはコーヒーや紅茶だけ、牛乳だけといった水分のみ。または、食べて

もパンを1切れに、ヨーグルトや果物を少し添《そ》える程度が多いようです。

前日の夕食の内容にもよりますが、遅すぎる夕食を食べている人は、いつもより朝食のボリュームをダウンさせてみてはいかがでしょうか？　その際に注意したいことは、水分を減らさないようにすることです。また、ボリュームダウンさせるのは、パンやご飯といった炭水化物からにしてください。

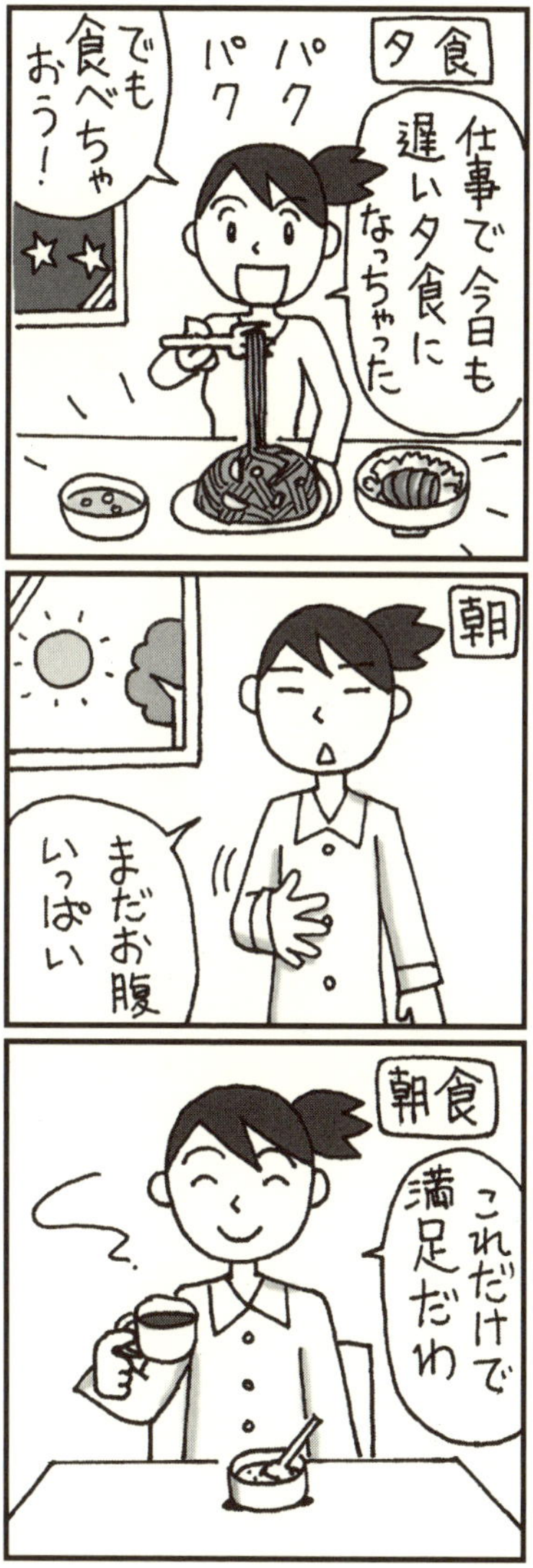
夕食
仕事で今日も遅い夕食になっちゃった
パクパク
でも食べちゃおう！
朝
まだお腹いっぱい
朝食
これだけで満足だわ

パターン2
夜は早めに食べる人で、朝ご飯をしっかりとる人は、昼が軽い

パターン1とは逆に、早めに夕食を食べる人の場合は、朝の目覚めの時にはすでにエネルギーを使い果たし、空腹を覚えることが多いようです。

たとえば夜8時に食べたとして、その後、朝7時に起きたとすれば、12時間近くが過ぎています。その場合はエネルギーを使い切ってしまい、お腹は心地良い加減で空いていて当たり前です。そうした人は、朝食をしっかり食べるといいのです。ハムエッグにトーストとサラダなど、たんぱく質や野菜類をバランス良く食べてください。その食べた量とその後の活動量に従って、昼のお腹の空き具合は決まってくるはずです。年をとってもスリムな人・太らない人でこのパターンの人は、おのずと昼食が軽くなっています。

その中には、うどん・蕎麦《そば》といった麺《めん》類や、おにぎり1個だけで軽く済ませる人も多いのですが、美容や栄養面を考えると、少し問題があります。賢くお昼を軽くするには、お弁当を食べてもご飯を残す、サラダランチと称してゆで卵入り

サラダだけで、ごく軽く済ませるなど、炭水化物ではなく、たんぱく質と野菜を中心とした食べ方がオススメです。

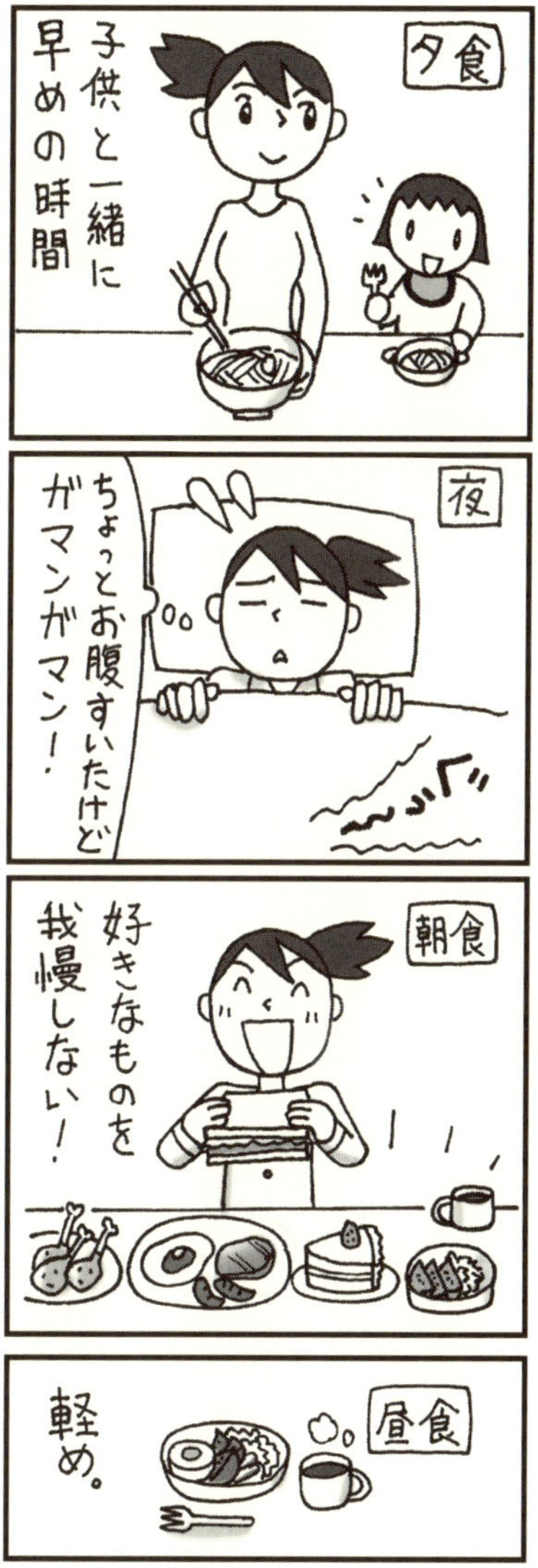
夕食
子供と一緒に早めの時間
夜
ちょっとお腹すいたけどガマンがマン！
朝食
好きなものを我慢しない！
昼食
軽め。

パターン3 朝も昼もしっかり食べた場合は間食がなくなったり、夜が自然に軽くなっている

朝食もしっかり食べた、そして午前中しっかり動いたので、お昼も定食を残さず食べた。または友人と話題のお店へランチコースを食べに行った。はたまた、お料理が自慢の宿に泊まりに行った、話題のお店でランチを堪能《たんのう》！　などなど、そんな日は、夕食近くなってもお腹が空かないことが多いはず。だから太らない人・スリムな人は当然、間食もしないし、夜もごく軽くしています。たとえば、あっさりノンオイリーのメニュー。野菜たっぷりのサラダと蒸《む》し鶏《どり》、寄せ鍋や冷しゃぶにして、ご飯はつまむだけ。そんな風に調節するのがベストです。

仕事の関係やライフスタイル的に、朝・昼としっかり食べるタイプの人、もしくはお付き合い上、食べてしまった人は、このパターンを実践してください。この時も夜の主食で調節するのがコツです。ゆめゆめ、お腹が空いていないのにお

付き合いで間食をしたりしないように。そんなことをすると、体重はどんどん増加しますよ。

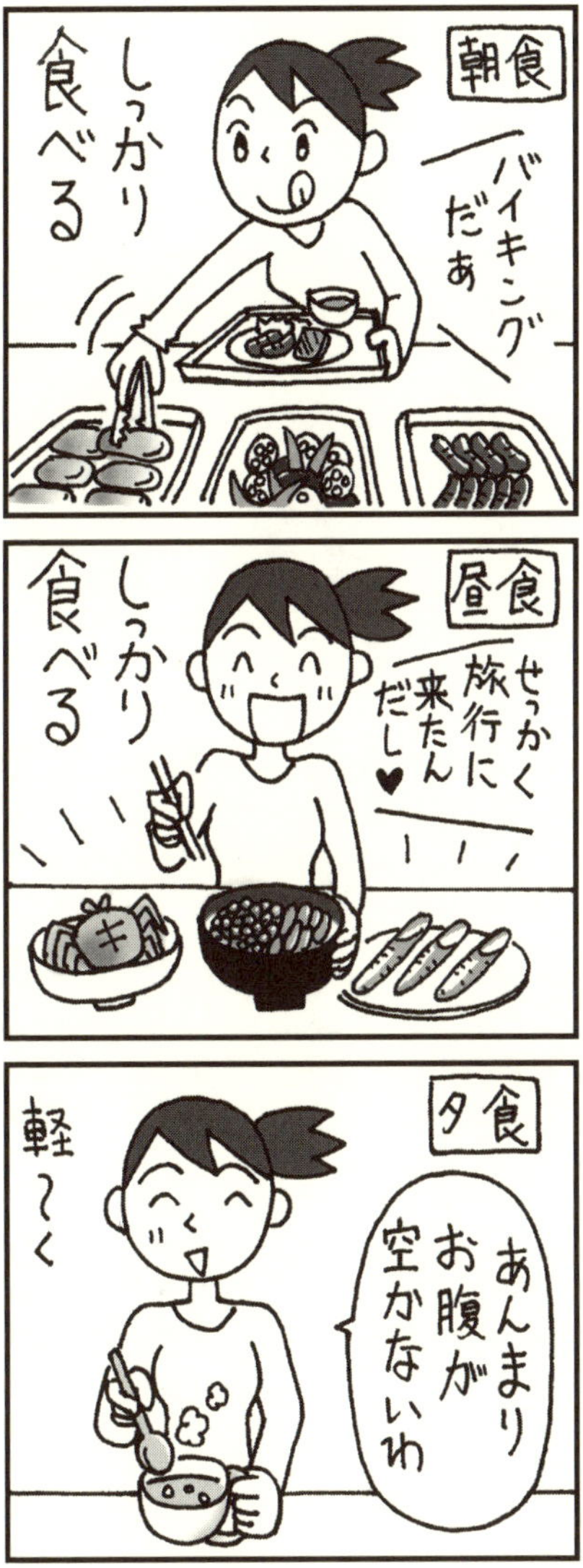
朝食
バイキングだあ
しっかり食べる
昼食
せっかく旅行に来たんだし♥
しっかり食べる
夕食
あんまりお腹が空かないわ
軽～く

第2章

その努力をムダにしない！ダイエットを成功させ、キレイに痩《や》せる、魅惑《みわく》のスリム習慣

～心&体編～

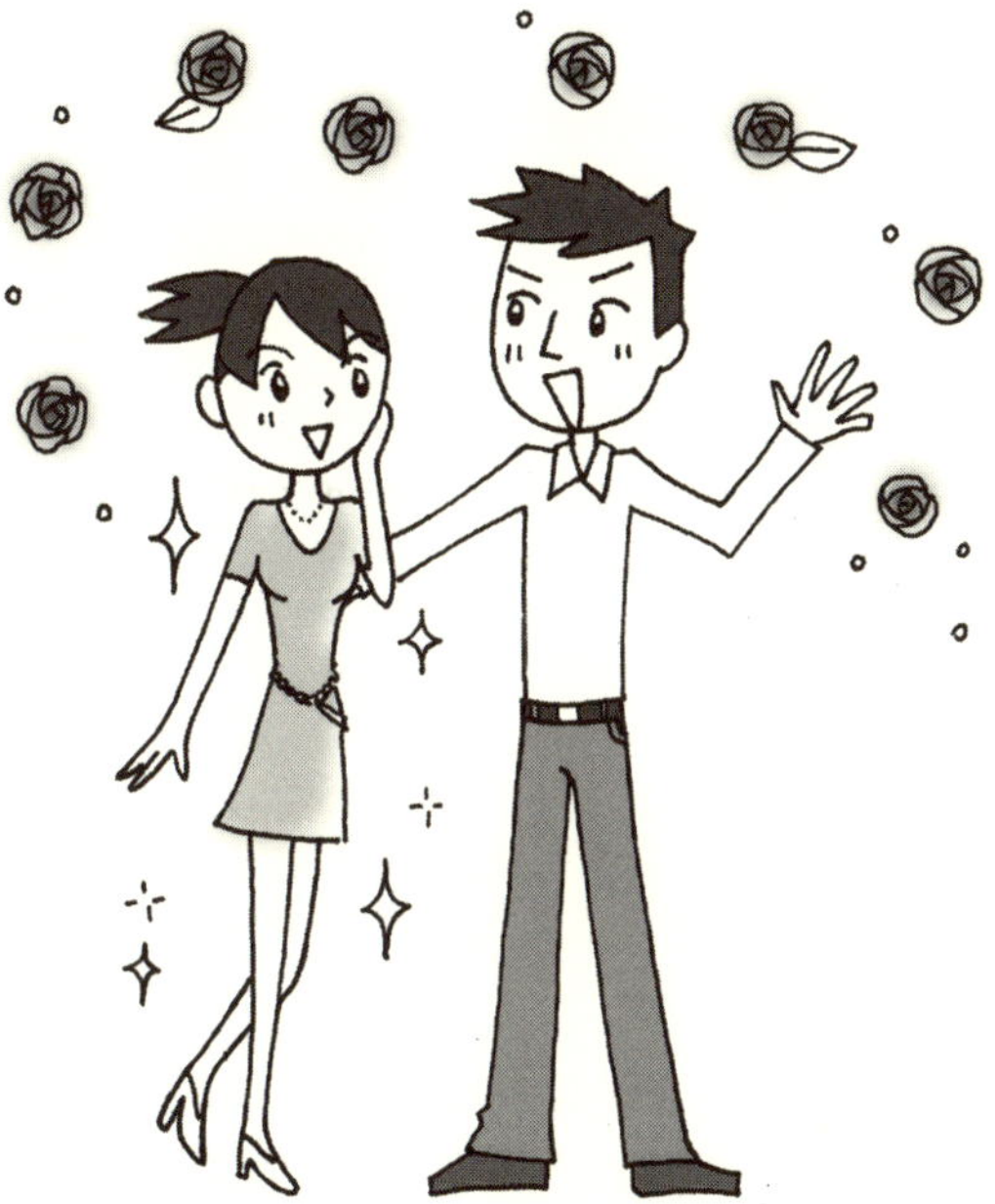

この章では、現在ダイエットに果敢《か かん》にトライされている方に習得していただきたい、スリム習慣をご紹介していきます。私がダイエットコーチとして、ダイエットをサポートしていく時に、とくに大切だと思うスリム習慣です。この習慣を身につけることで、安全でかつ効果的なダイエットを加速させ、成功させることができますよ。

スリム習慣

8

「マイ・ダイエットゴール」を作ろう。

ダイエットには「スリムになりたい！」という強い意志が大切。そして、具体的な目標を脳裏《のうり》にしっかりと描くこと。「なんとなく、スリムになりたい」「スリムになったらかっこいいだろうな」……この程度のモチベーションでは、成功させることは難しいのです。

あなた自身の心と脳の中に、「なぜスリムになりたいのか？　スリムになることで、どんなメリットがあるのか？」ということをしっかりと刻《きざ》み込み、刷《す》り込まなければなりません。しかも具体的にです。

どんな願望でも、「〜したい」という希望が強ければ強いほど、またそれが具体的であればあるほど、成就する率は高まるといわれています。ダイエットも同じです。そのために、まずは自分だけの「マイ・ダイエットゴール」を作ってみましょう。

マイ・ダイエットゴールの作り方

1　スリムになることでどんなメリットがあるでしょうか？　まずは思いつくままに書き出してみましょう。

スリムになるメリット

例
＊あきらめていたスキニージーンズが履《は》ける
＊友達やご近所の奥さんから羨望《せんぼう》のまなざしで見られる
＊夫から独身時代にプレゼントされたミニのワンピースが着られる
＊
＊
＊
＊

2　次に、1で書き出したメリットをより具体的にイメージしてみましょう。

＊あきらめていたスキニージーンズが履ける

←

おしゃれの幅《はば》が広がって、流行のファッションにもどんどん挑戦できる！

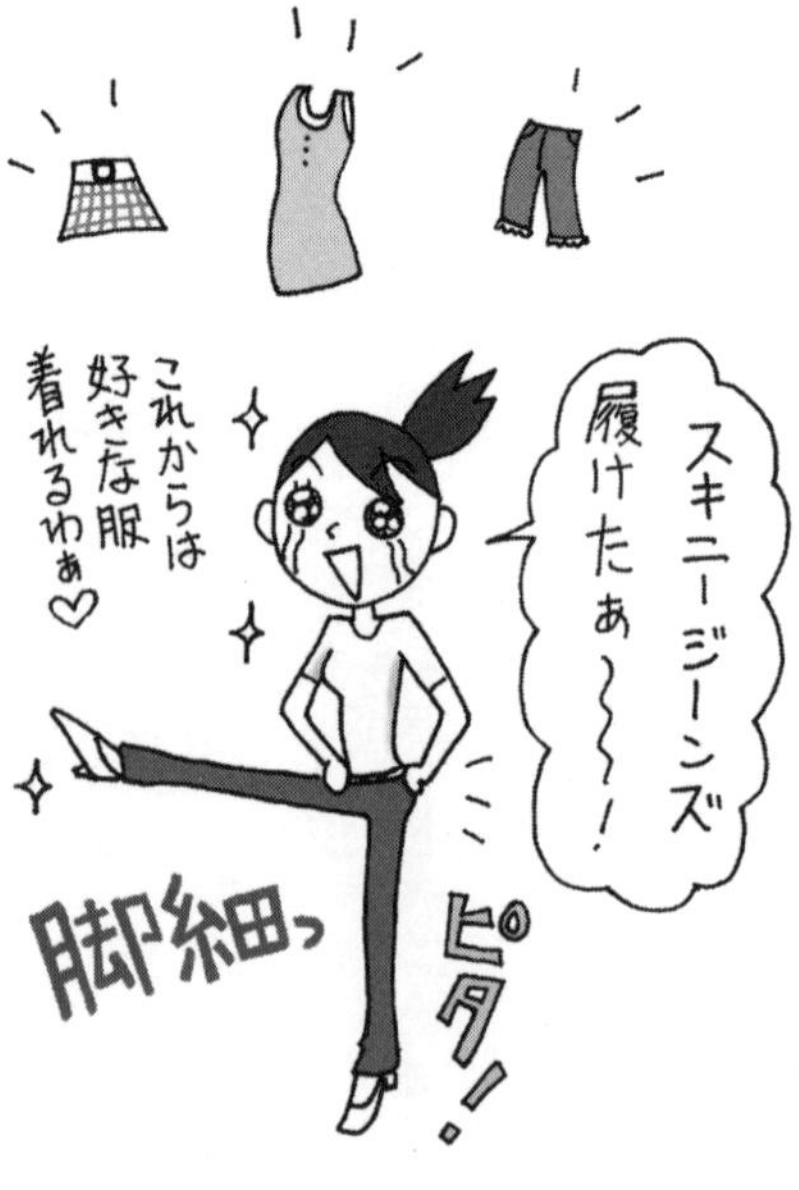
スキニージーンズ履けたぁ〜〜！
これからは好きな服着れるわぁ♡
ピタ！
脚細っ

＊友達やご近所の奥さんから羨望のまなざしで見られる
← ちょっぴり優越感《ゆうえつかん》を得られて嬉しい。また、ダイエット方法を聞かれることによって、コミュニケーションの輪が広がるかも。

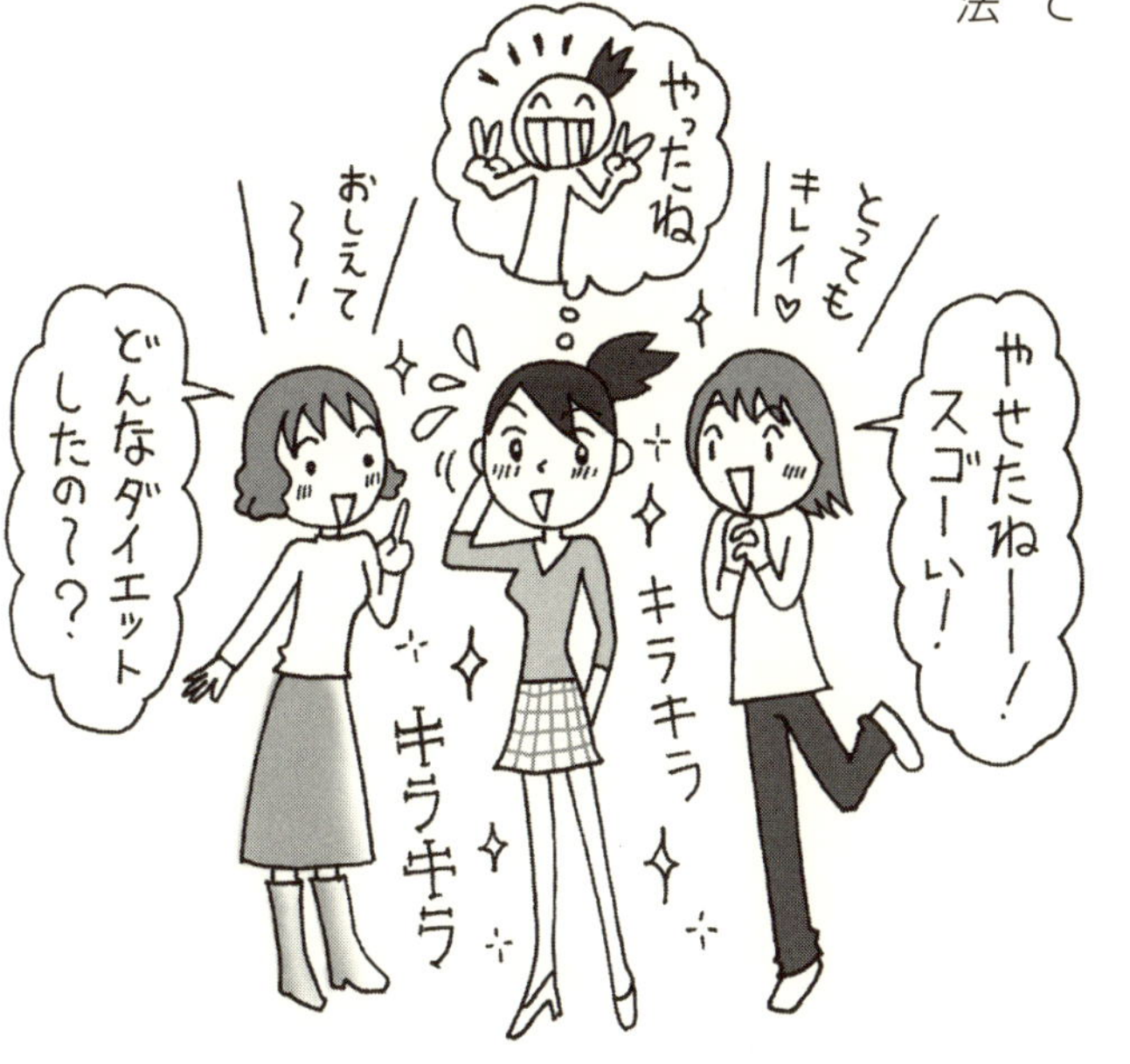
やせたねー！
スゴーい！
とってもキレイ♡
やったね
キラキラ
キラキラ
おしえて〜！
どんなダイエットしたの〜？

＊夫から独身時代にプレゼントされたミニのワンピースが着られる
←
夫は喜び、夫婦仲も良くなる。
久しぶりにちょっと豪華《ごうか》なレストランでデートするのも素敵。

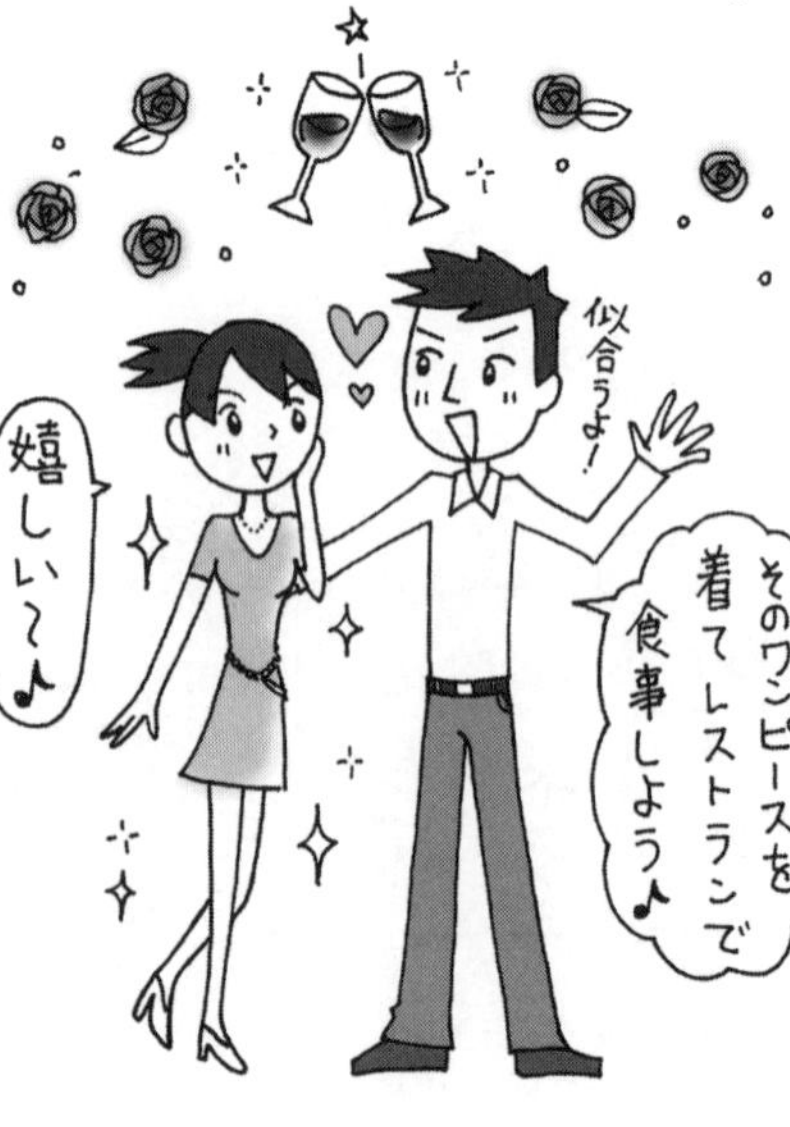
そのワンピースを着てレストランで食事しよう♪
似合うよ！
嬉しい〜♪

実践！スリム習慣 8

ダイエットを成功させるコツは、具体的な目標を描くこと。そしてどんどんイメージする。さあ、あなただけの「マイ・ダイエットゴール」を書いてみましょう！

マイ♥ダイエットゴール

	スリムになるメリット	具体的な目標イメージ
1	あきらめていたスキニージーンズが履ける	おしゃれの幅が広がって、今年流行のファッションにもどんどん挑戦できる！
2		
3		
4		
5		

スリム習慣

9

ダイエットのお守りを持とう。

「マイ・ダイエットゴール」ができたら、それを文章化して紙に書き、部屋の壁や冷蔵庫に貼《は》ったり、財布や手帳の中に入れて持ち歩きましょう。カバー付録のしおりも活用してくださいね。つまり、これはダイエットのお守り。お酒や甘いものなどの誘惑《ゆうわく》に負けそうになったら、それを見るようにしましょう。見られない時は、紙を入れた財布や貼り付けてある手帳に触《さわ》るだけでも効果的。

もし、そういった紙を持ち歩くのが不便な人は、ダイエットを彷彿《ほうふつ》させるアクセサリーを身につけるのも効果的。たとえば、恋人から送られた指輪やネックレスを身につけて、スウィーツの誘惑に負けそうになったら「彼にキレイになったね！　と言われるために頑張ろう」と、触る。または、今流行《はや》りのパワーストーンのブレスレットなどをダイエット開始と同時に購入し、常に身につけるようにする……などなど。

つまり、常にお守り・アクセサリーなどをダイエットのスイッチ代わりに使うのです。常にダイエットに対する意識をスイッチ・オンしておくために、これらの「タッチできるもの」は効果を発揮《はっき》します。

実践！スリム習慣 9

食べたい気持ちが高まった時は、お守りが気持ちを静めてくれます。「マイ・ダイエットゴール」を紙に書くか、もしくは大切な人からもらったアイテムを肌身離さず身につけ、常にダイエットのスイッチをオンにしましょう。

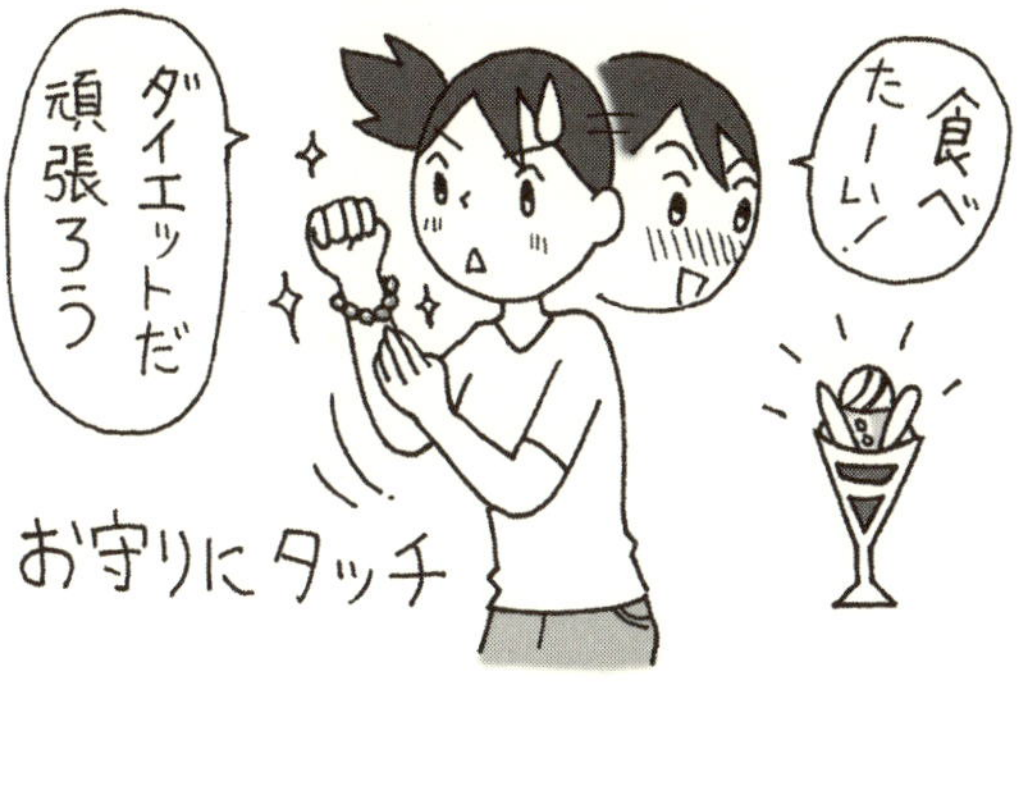
食べたーい！
ダイエットだ頑張ろう
お守りにタッチ

スリム習慣

10

ビジュアル的なマイ・ダイエットゴールも作ろう。

より明確にゴールを設定したい人や、文章を書いたり毎日読むのがおっくうな人は、ビジュアルな目標を作りましょう。たとえば、自分の目標としている体型の友人やタレント・女優などの写真を部屋の壁に貼《は》ったり、持ち歩く。または、スリムになったら着てみたい洋服の写真を壁に貼るのも効果的です。お金に余裕のある人は、目標の服を思い切って購入してもいいでしょう。それらを毎日必ず、いつも眺《なが》めるようにします。

ではなぜ眺めることが有効か？　というと、それは人間の「脳」の仕組みに関係しています。

人間の脳は右脳と左脳に分かれていますが、右脳は画像処理や空間処理に優《すぐ》れ、左脳は文章理解や論理的思考に優れています。つまり、スリム習慣9（64ページ〜）でご紹介した文章の「マイ・ダイエットゴール」は左脳に働きかけますが、「見る」ことによって脳に入っていく情報は直接、右脳に働きかけるのです。「ビジュアル・ゴール」は写真や絵といった視覚からの情報をダイレクトに取り入れるため、即効性があり、感覚へダイレクトに作用しやすい、という利点があります。

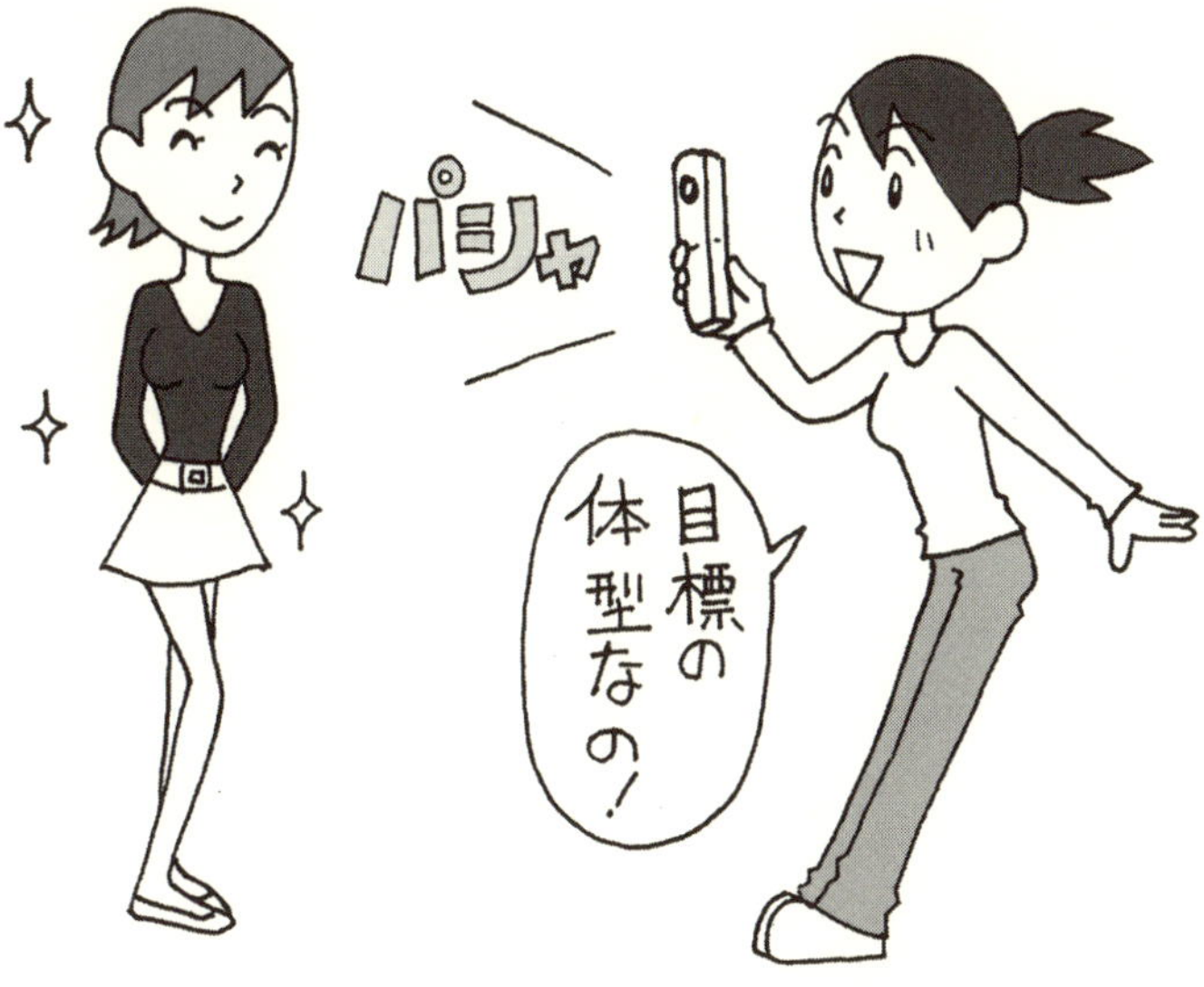

また、一般的に右脳タイプの人は「感覚的に物事をとらえるのが得意」で、左脳タイプの人は「論理的に物事を考える」といわれています。そのため、右脳派にはビジュアルで、左脳派には文章で訴《うった》えかけるのが、とても効果的。つまり文章の「マイ・ダイエットゴール」とビジュアルの「マイ・ダイエットゴール」を両方用意すれば、右脳と左脳の両方に刺激《しげき》が加わるため、より効果がアップします！

実践！スリム習慣 10

さっそく自分の目指す体型のモデルを探しましょう。タレントや俳優《はいゆう》は目標が高すぎてピンと来ないという方は、友人や先輩で理想的な体型を探してみましょう。そして、携帯電話やデジカメで写真を撮らせてもらい、即、ビジュアルゴールに！

Column

心＝充電式の電池と考えよう！

ストレスが溜まっていても、なかにはそのことになかなか気がつかない人もいます。するとストレスはやがて心や体をむしばみ、深刻な病に発展することも！

そこでオススメしているのが、自分の心を「充電式の電池」ととらえるやり方です。

たとえば何の心配もなく、元気いっぱいの状態を「充電100％」、精も根も尽き果てベッドから一歩も出られない状態を「充電０％」とすると、今のあなたの状態は何％でしょうか。難しく考えず、直感で答えてみましょう。

ココロ充電池のエネルギーレベルの目安は、次の通りです。

○80～100％→心身ともに元気いっぱい。少しくらいの無理なら頑張りがききます。

○50～70％→ややお疲れ気味。本当はもっと活躍できるのに、エネルギーが落ち気味のため、仕事や活動の能率も下がりがち。リラクゼーションを心がけ、心を充電させましょう。

○40％以下→かなり疲労こんぱい状態。心や体がかなり弱っています。無理や我慢は今すぐ止めて、まずはしっかり心身を休めてエネルギーの貯蓄《ちょちく》に専念しましょう。

いかがでしたか？　心の充電レベルが下がっている時は、少し自分を甘やかしてでもエネルギーを得ることを優先させましょう。エネルギー充電の基本は、「自分のしたいことを素直にする、したくないことはできるだけしない」こと。たとえば思い切って残業を断ったり、嫌いな家事を休んだり……。そして、自分の好きなことをだけをする1日を作るのもオススメです。

スリム習慣

11

数字のマイ・ダイエットゴールを頭に刷《す》り込もう。

マイ・ダイエットゴールの次に作っていただくのは、数字のゴールです。もちろん、数字というのは体重のこと。

さて、あなたは何キロ体重を落としたらいいのでしょうか？「いっぱい」とか「できるだけ」といった抽象的《ちゅうしょうてき》なゴールより、正確で具体的な数字で表わす方が効果は高まります。数字という具体的な基準があることで、現在の自分の位置を知ることができますし、それに向かって一歩一歩、近づいている達成感を得ることができるからです。といっても、いきなりモデルのようなスリムすぎる体重を目標にするのは、絶対にNG。現実的に達成可能で、健康にも無理のない理想の体重をゴールに設定することが大切です。


さあ、ではさっそくその数字を割り出していきましょう。

まず、あなたの現在の肥満度を測定することからスタートです。

裸になって体重を測り、次の〝BMI〟の計算をやってみてください。

体重 □kg ÷ 身長 □m ÷ 身長 □m ＝ あなたのBMI □

※身長はメートル表示です（150cm→1.5mとして計算してください）

BMIとはボディーマスインデックスといって、現在、医療・栄養学の世界で広く使われている肥満度を表わす指標です。

その指標は現在25以上で肥満、19・8以下で「痩《や》せ」とされています。

ここでは、それをもう少し細かく分類します。

グループA	26.4以上	肥満
グループB	24.2以上26.4未満	やや肥満
グループC	19.8以上24.2未満	標準
グループD	18.5以上19.8未満	やや痩せ気味
グループE	18.5未満	痩せ

あなたは、どのグループに入りますか？　グループA・Bの方は、グループCを目指しましょう。グループCの方は、基本的にはダイエットする必要はありません。

しかし、スリムなファッションを楽しみたいという人には、ちょっと太めに感じられるかもしれません。その方は、グループDを目指してください。

理想とするBMIが決まったところで、その具体的な体重を割り出します。

目標体重 □kg ＝ **理想のBMI** □ × **身長** □m × **身長** □m

くれぐれもグループEまでいかないように。これ以上痩せると免疫《めんえき》力や体力が低下し、病気にかかりやすくなります。また代謝《たいしゃ》も下がりやすくなり、リバウンドの原因になりますよ！

実践！スリム習慣 11

あなたの理想の体重をレッツ計算！

目標体重

□ kg

＝ 理想のＢＭＩ □ × 身長 □ m × 身長 □ m

現在の体重 □ kg － 目標体重 □ kg

あなたの
落とすべき体重は…

…………………… kg

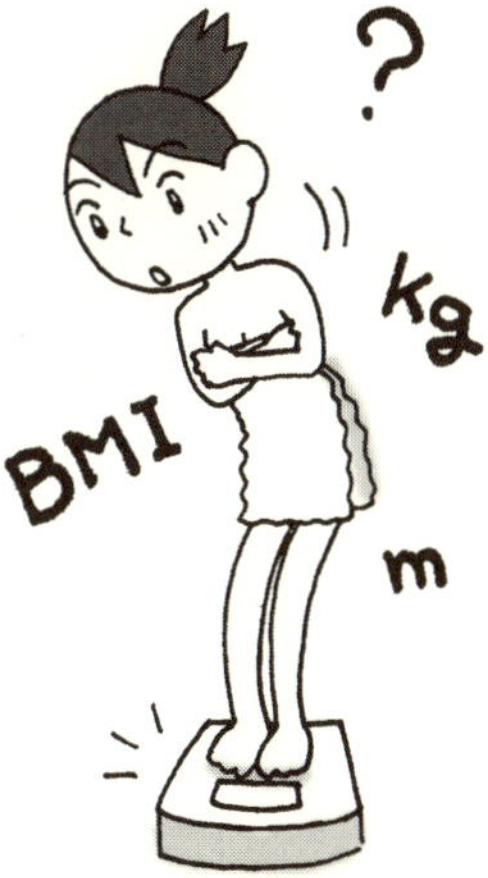

スリム習慣

12

体重計に毎日乗って、体重グラフをつけよう。

スリム習慣11で理想体型の具体的な数字のゴールを設定したら、ついでにもっと数字を活用しましょう。

まずは毎日、体重計に乗り、その体重を、グラフにしていくのです。

できるだけ毎日、決まった時刻に、同じような状態で体重計に乗ることがコツ。

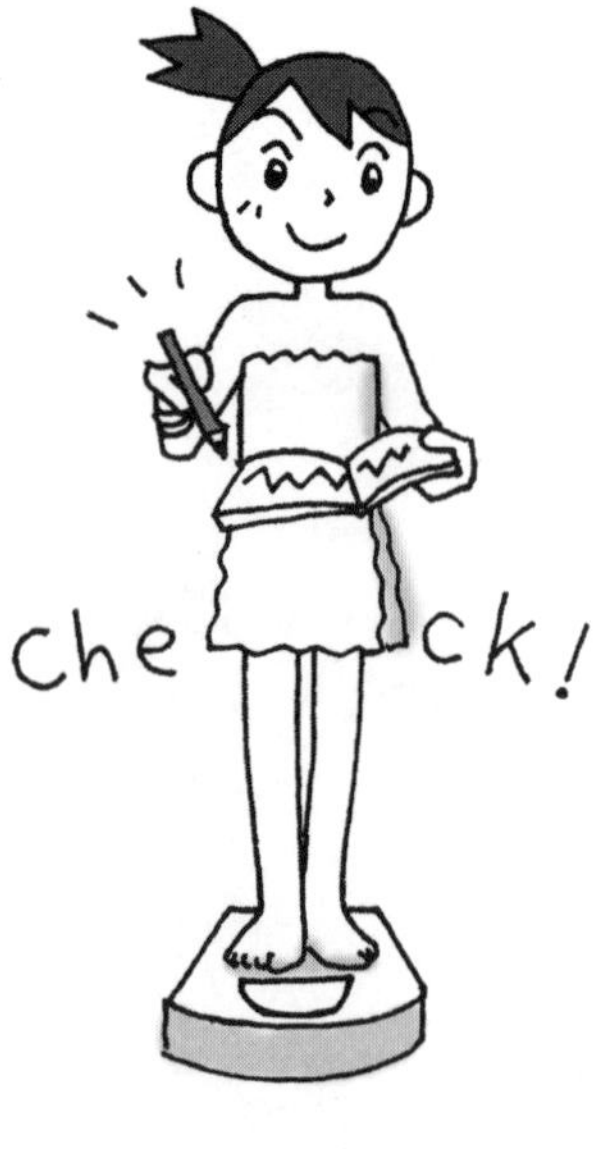

オススメの時間帯は次の2つです。

＊朝、起きた後、トイレを済ませてからパジャマか下着姿で測定する

↓食後の測定は、その日の食事の内容で1キロぐらいは違ってくるため、不安定です。できれば朝、しかも排便《はいべん》後がベストです。ただし、前日にアルコールを飲みすぎたり、運動しすぎたりした次の朝は、体がむくんでいることもあります。

＊帰宅後、お腹が空いた状態で、衣服を着替える時に測定する

↓こちらは、お勤めの人などに適しています。

夕食を食べる前、空腹の状態で、外出着から部屋着に着替える時に下着姿で測定すると、安定した数字が得やすくなります。朝のむくみの影響も受けにくい状態です。

こうして毎日体重計に乗ることで、自分の体のリズムや特徴《とくちょう》を知ることができます。どれぐらい食べたら太るのか、どれぐらい減らせば痩《や》せるのか、また生理前には体重減少が停滞《ていたい》しやすい・むくみやすいなど、自分の体のリズムを知ることができるので、冷静に焦《あせ》らずダイエットに取り組めます。

もちろん、ダイエットの効果が出て徐々に傾《かたむ》いていくグラフを見るのも、この上ない喜びとなり、やる気がアップしますよね。

実践！スリム習慣 12

77ページのグラフ用紙を切り取って、さっそく体重計の前に貼《は》り付けて。
毎日体重計に乗る習慣をつけましょう！

体重グラフ

目標体重 ＿＿＿＿＿＿ kg

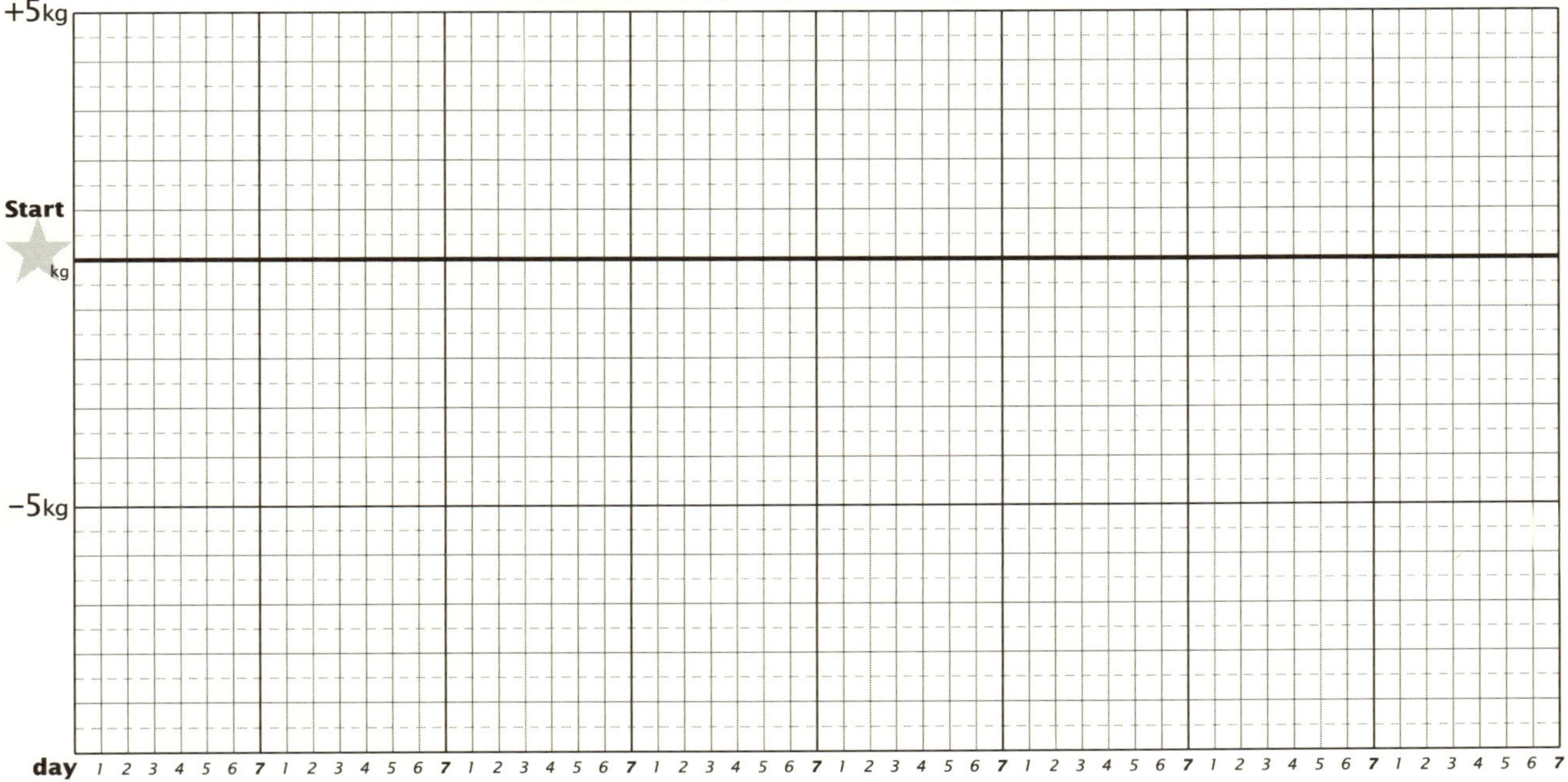

スリム習慣

13

食事日記をつけよう。

あなたは毎日、何をどれだけ食べているのか把握《はあく》していますか？「私って水を飲んでも太るの」とぼやいている人に限って、自分では気がつかないうちに余分なカロリーを摂取《せっしゅ》しているもの。そこで毎日、いつ、何をどれだけ食べたかという食事日記をつけてみましょう。驚《おどろ》くほど余計なものを食べている自分を発見できるはずです。

まず自分の食事習慣や、無意識の行動を意識化していくことが大切です。「あ、こんな時間にも食べていたのか！」「こんな余分な食べ物を口にしていたのか！」と、はじめはびっくりする方が多いと思います。しかしこの食事日記をつけることだけで、余計な食べ物や「ダラダラ食べ」「なんとなく食べ」が予防で

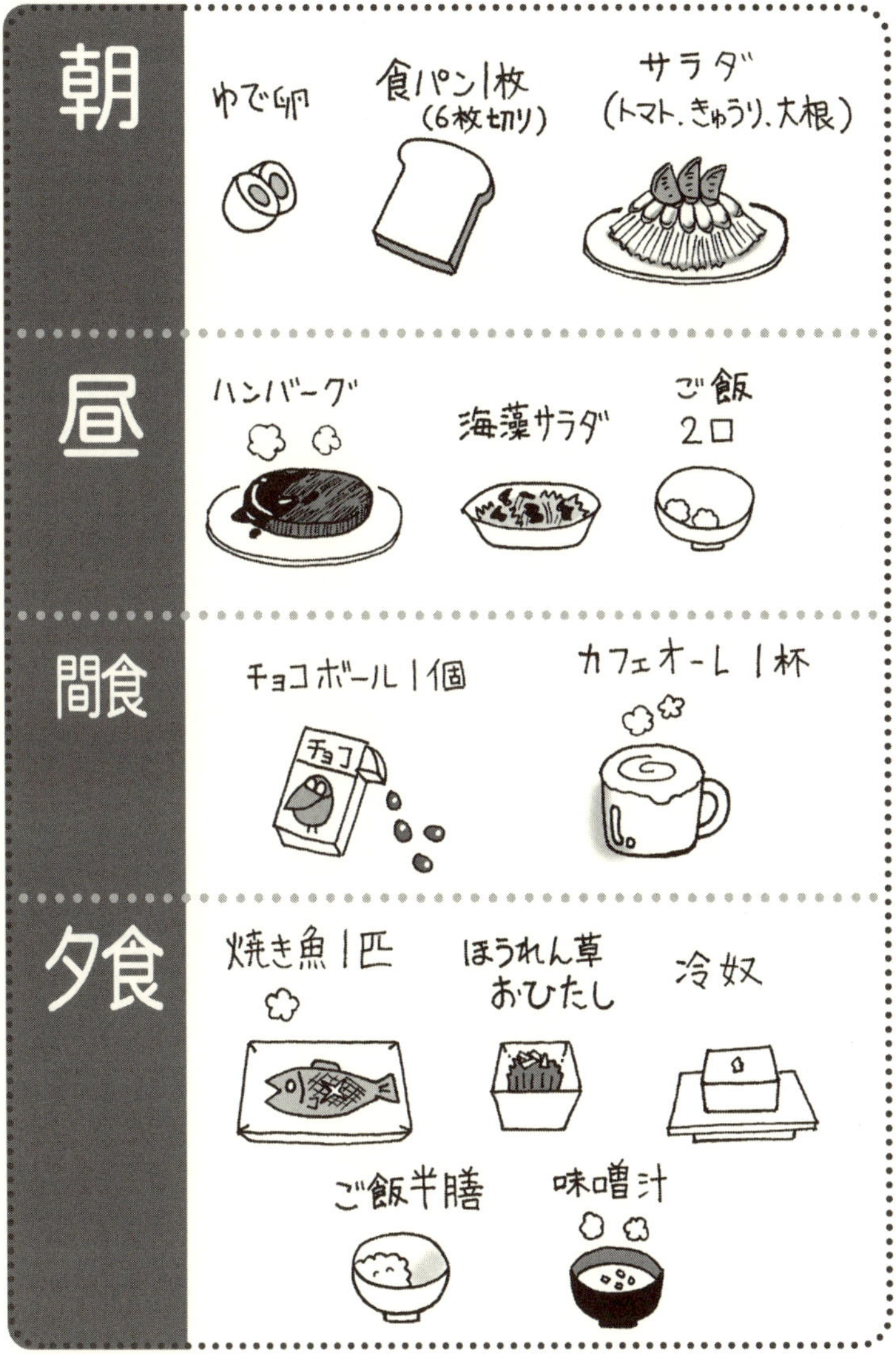
朝
ゆで卵
食パン1枚
(6枚切り)
サラダ
(トマト、きゅうり、大根)
昼
ハンバーグ
海藻サラダ
ご飯
2口
間食
チョコボール1個
チョコ
カフェオーレ 1杯
夕食
焼き魚1匹
ほうれん草
おひたし
冷奴
ご飯半膳
味噌汁

きるのです。

はじめはちょっと面倒に感じるかもしれませんが、頑張りましょう。続けているうちに習慣になってきますよ。

日中は忙しくて書き込む暇《ひま》がないという人、どうしても日記をつけるのが苦手な人は、デジカメや携帯電話のカメラで撮影し、画像として残しておきましょう。1日の終わりに書き出してみたり、プリントアウトすると書く手間もかかりません。

実践！スリム習慣 13

今日から「いつ、何を、どれだけ」食べたかを書き出す食事日記をつけてみましょう。おっくうに感じる人はカメラで撮影し、記録を残すだけでもOK。ためしに、今日1日食べたものを左の表に書き込んでみて。

朝	
昼	
間食	
夕食	

スリム習慣

14

ダイエットを安全&キレイに成功させるために、「カンタン栄養学」を知ろう。

あなたのダイエット、栄養バランスは整っていますか? 世の中に星の数ほどあるダイエット法ですが、どのダイエットが安全かを判断するには、栄養の知識が必要です。自分自身で栄養チェックができるかどうかで、ダイエットが成功するかどうか決まるといっても過言《かごん》ではありません。

なぜなら、人間がキレイに健康的に痩《や》せるためには、最低限必要な栄養バランスがあるからです。人間の体を健康に維持するために必要な栄養素は、ダイエット中といえども絶対に摂《と》らなければなりません。体に必要な栄養が不足すると、骨粗《こつそ》しょう症、生理不順、不妊症、冷え性、肩こり、頭痛、全身倦怠《けんたい》感などをはじめ、さまざまな病気や不調が起こります。運良くそういった病気にならないまでも、シワ・しみ・たるみが増え、肌や髪がパサパサになり、ダイエットによってキレイになるどころか老化を促進《そくしん》してしまいます。それに栄養バランスの崩《くず》れたダイエットは、ダイエット中にも猛烈《もうれつ》な食欲がわいてきたり、感情が不安定になるため、挫折《ざせつ》することも多いのです。

また、ダイエット中に仕事やプライベートで強いストレスがある場合は要注意。イライラするあまり料理をしなくなったり、インスタント食品やジャンクフードを大量に食べるなど、食事をおろそかにする傾向が強まります。さらにストレス状態が悪化すると食欲不振《ふしん》、または過食が生じることも。さあ、あなたの現在の食生活はストレスに強いでしょうか？　次ページからのチェックテストで、当てはまる項目に○をつけてみましょう。

あなたの食生活&体調チェック

1 お酒が好きで、ほぼ毎日飲んでいる。
2 喫煙《きつえん》習慣がある。
3 甘いものをたくさん食べる。また、ご飯やパンなど炭水化物だけの食事が多い。
4 レトルト食品やインスタント食品をよく食べている。
5 肉や魚、乳製品をまったく、またはほとんど食べない。
6 ちょっとしたことで筋肉痛になる。
7 疲れやすく、常に倦怠感がある。
8 歯茎《はぐき》から出血しやすい。
9 口内炎《こうないえん》や肌あれを起こしやすい。
10 野菜や果物をあまり食べない。
11 ドライアイに悩んでいる。
12 便秘《べんぴ》になりやすい。

13　些細《ささい》なことでイライラする。
14　爪《つめ》がよく割れる。
15　「りんごだけ」など単品ダイエットを繰り返している。

いかがでしょうか？　○が多くついた人ほど食生活が偏《かたよ》っているため、ストレスに弱い状態といえます。

では、ダイエット中に必要な栄養バランスはどうやって考えればいいのでしょう？　まずは基本的な栄養素の知識をざっと頭に入れてください。次の「カンタン・ダイエット栄養学」は、私がダイエット用に既存《きぞん》の栄養学をわかりやすくアレンジしたものです。

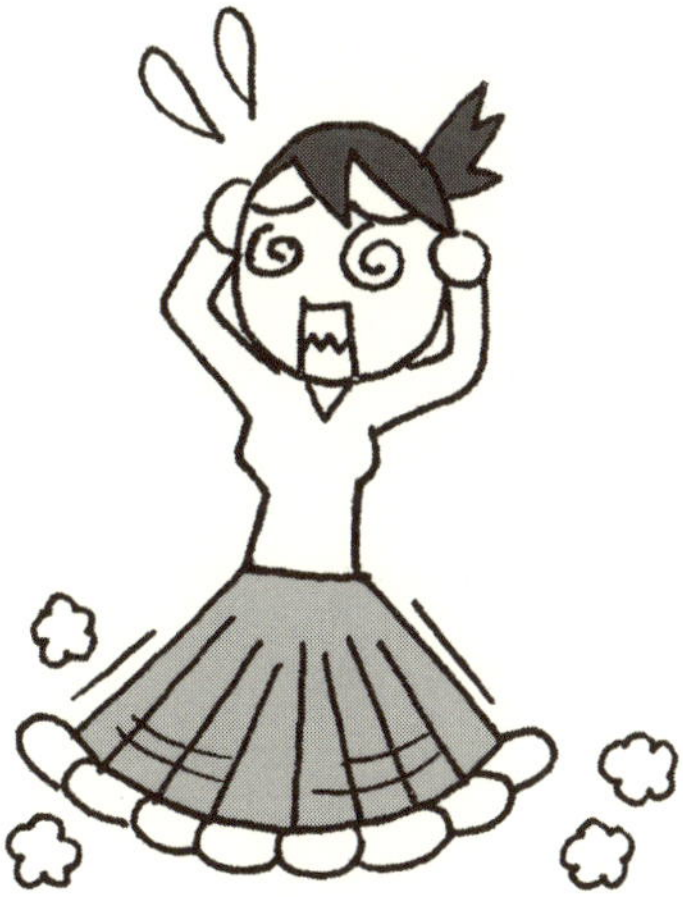

〈奥田流カンタン・ダイエット栄養学〉

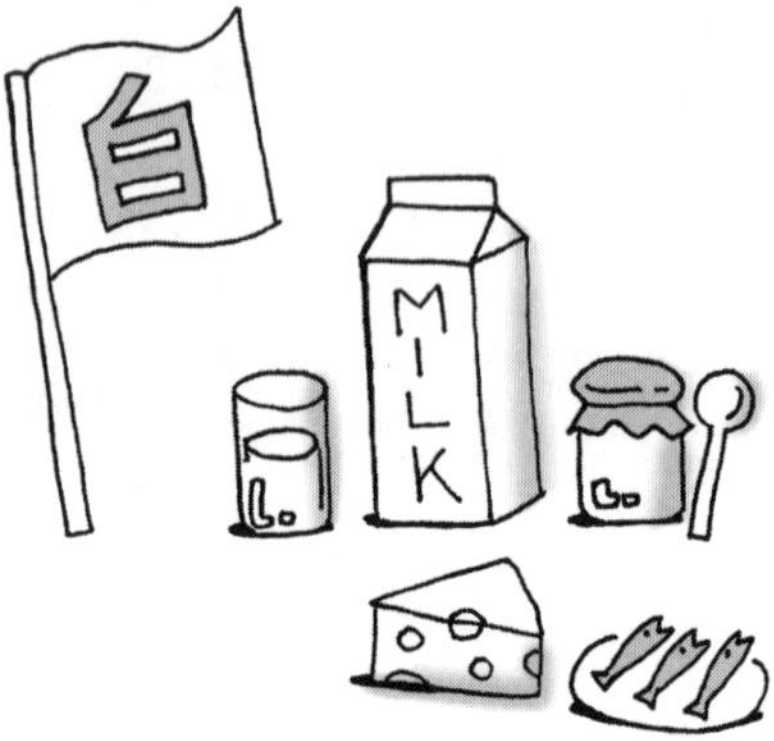

＊白グループ

牛乳、チーズ、ヨーグルトなどの乳製品。主にカルシウムを摂《と》るための食品。

⇒1日最低コップ1杯（約200㎖）必要。

※乳製品にアレルギーがある人は、じゃこなどの小魚を1掴《つか》み分で代用してください。

＊赤グループ

肉や魚、卵、大豆製品（納豆、豆腐、厚揚げ）など、たんぱく質の多い食品。体のもとになる筋肉や血液を作る。

⇒1日最低「手のひら4杯」分以上必要。

「手のひら1杯」分に相当するのは、次の通りです。できるだけ多品目を組み合わせて。

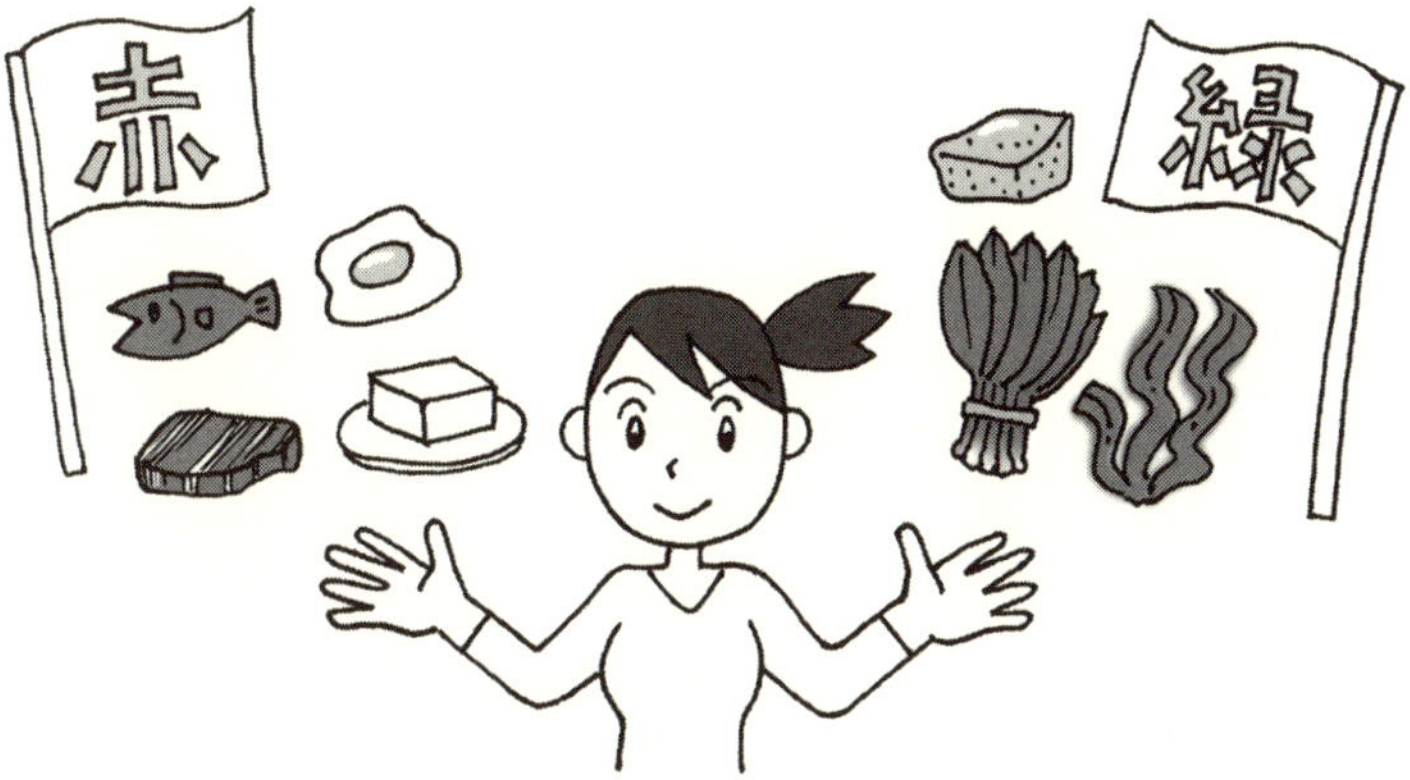

卵／1個
魚／大きな切り身1切れ程度
肉／赤身80g程度
豆腐／半丁
納豆／大1パック（50g前後）
豆乳／150㎖程度

＊緑グループ

野菜、海藻、こんにゃく類。体の働きを順調にして調子を整える。ビタミン、ミネラルの供給源。

※ただし、いも類、かぼちゃ、れんこん、コーン、アボカド、栗、果物、小豆《あずき》などの豆類は黄グループに入ります。

⇒緑黄色野菜中心に1日最低「両手のひら1杯」分以上。

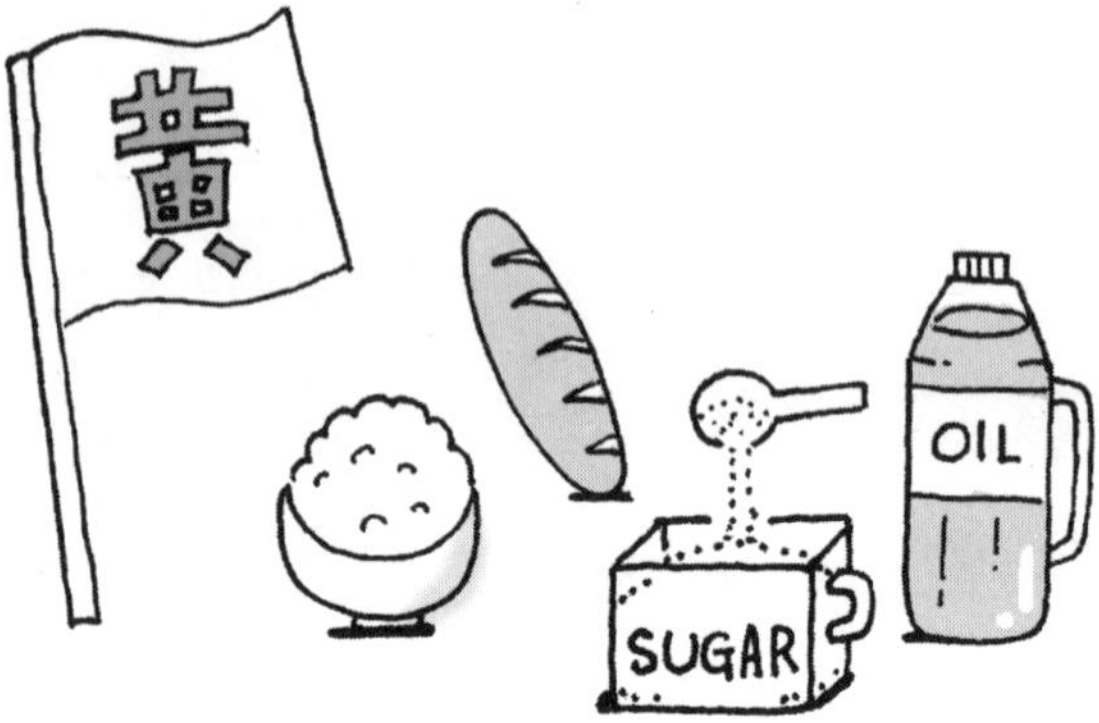

＊黄グループ

主に体を動かすエネルギーを作る。米やパン、砂糖、油など脂質・炭水化物。いも類、かぼちゃ、れんこん、コーン、アボカド、栗、果物、小豆などの豆類とアルコールも、このグループに入ります。

⇒1日最低500カロリーは必要。
　ご飯軽く1杯で160カロリー
　6枚切り食パン1枚で160カロリー
　砂糖大さじ2・5杯で80カロリー
　油小さじ2杯で80カロリー
　ビール350cc缶で140カロリー
　麺《めん》類1人前で約300カロリー

※できるだけ砂糖・アルコールは避《さ》けて、穀物《こくもつ》系の食材で摂るのがベスト。

注意

スープやクッキーなど、食事置き換え型のダイエットをしている人は、1食の中にたんぱく質が15g以上含まれているかチェックしてください。たんぱく質15〜20gが、赤グループの手のひら1杯分に相当します。黄グループの炭水化物は、20gで80カロリーとなります。いくらカルシウムやビタミンなどが含《ふく》まれていると書かれていても、緑と白の栄養素は吸収率が素材によって千差万別。製法によってはまったく体が吸収できないこともあります。安全のために、食品で摂るようにしてくださいね。

実践！スリム習慣14

さあ、さっそく、次の食事のメニューをグループ分けしてみましょう。白・赤・緑・黄グループは、摂れていますか？　量はどうでしょうか？　1日の終わりに自分の食事日記を見ながら大まかでいいので、栄養バランスもチェックしてみてください。

スリム習慣

15

カロリーは足し算ではなく、引き算で考えよう。

1日1200〜1500カロリーなどカロリー設定型のダイエットの場合は、「1200カロリーにするためには、朝食は○○カロリーにして、昼食のメニューは△△にして……」など、カロリー計算がとっても面倒で、いつのまにか挫折《ざせつ》……というパターンを繰り返す人が多いようです。

実は、ダイエットは総カロリーで考える必要はまったくありません。スリム習慣14（86ページ〜）でご紹介した栄養バランスさえクリアしていれば、自分の今の食生活から引き算していけばいいだけなのです。

要は食べすぎている栄養グループの食材を、控《ひか》えればいいだけ。現在、体重オーバーしている女性の大半は、砂糖や炭水化物・油などの黄グループを摂《と》りすぎているることがほとんど（まれに無類の肉好きの人は、赤グループを摂りすぎていることもありますが）。そこで、まずは摂りすぎているグループの食材を今の食事から引き算して、減らしていきましょう。

引き算するのは、「自分があまり好きではないもの、食べなくても平気なもの」からがベスト。たとえば黄グループでも、「3時のお菓子が大好きでやめられないけど、白いご飯は食べても食べなくても大丈夫」という人は、まず、ご飯の量を減らしましょう。たとえば、昼食のご飯を半分に、夕食のご飯は食べない……そんな引き算はいかがでしょう?

朝食は食べたくないのに健康のために、と惰性《だせい》でパンとコーヒーを食べている人は、パンを半分にするといった引き算をしてみる。あるいは、パンになんとなく付けている、バターやジャムを引き算してみるというのもグッドですよね。

こんな風に「自分の食べたくない、食べなくても平気な食材」から引き算していけばいいのです。

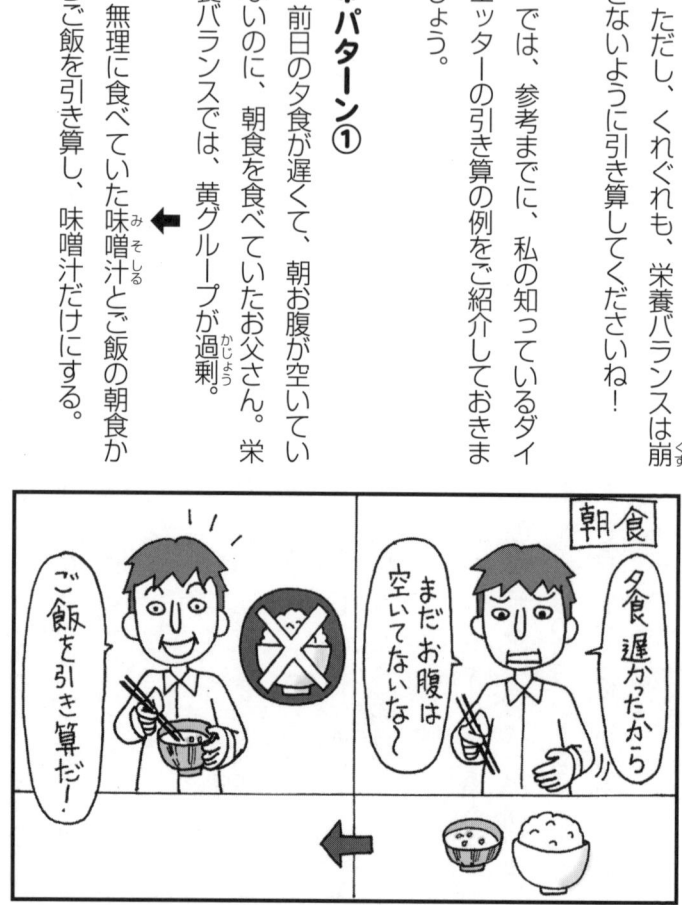

ただし、くれぐれも、栄養バランスは崩《くず》さないように引き算してくださいね！

では、参考までに、私の知っているダイエッターの引き算の例をご紹介しておきましょう。

＊パターン①

前日の夕食が遅くて、朝お腹が空いていないのに、朝食を食べていたお父さん。栄養バランスでは、黄グループが過剰《かじょう》。

⬅

無理に食べていた味噌汁《みそしる》とご飯の朝食からご飯を引き算し、味噌汁だけにする。

＊パターン②

お菓子がどうしてもやめられないOLさん。栄養バランスでは、黄グループが過剰。緑グループが不足気味。

⬅

お菓子は残しておく。そのかわりに朝食・昼食・夕食のご飯や麺《めん》、パン類を半分に引き算。その分、ノンオイルドレッシングの野菜サラダを追加して、バランスアップしながら空腹感も予防する。

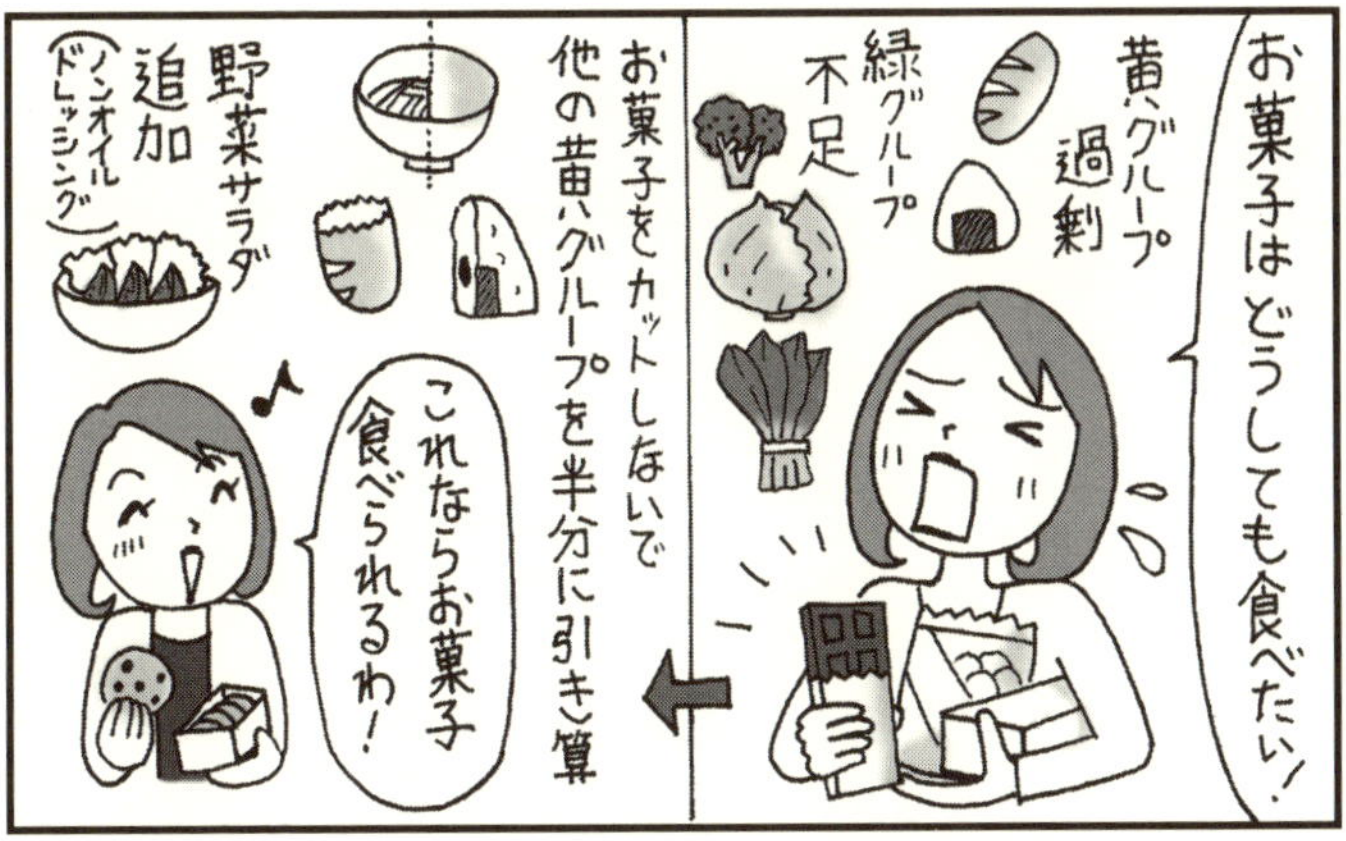
お菓子はどうしても食べたい！
黄グループ過剰
緑グループ不足
お菓子をカットしないで他の黄グループを半分に引き算
これならお菓子食べられるわ！
野菜サラダ追加
（ノンオイルドレッシング）

＊パターン③

夜、付き合いが多くて、お酒がどうしても外せないビジネスマン

⬅

麦や米などを原料とするお酒は、黄グループの栄養素。だからお酒を飲む日は、朝からほかの黄グループを引き算。たとえば、ご飯やポテト料理、食後のデザート、ラーメンなどを控えてみましょう。

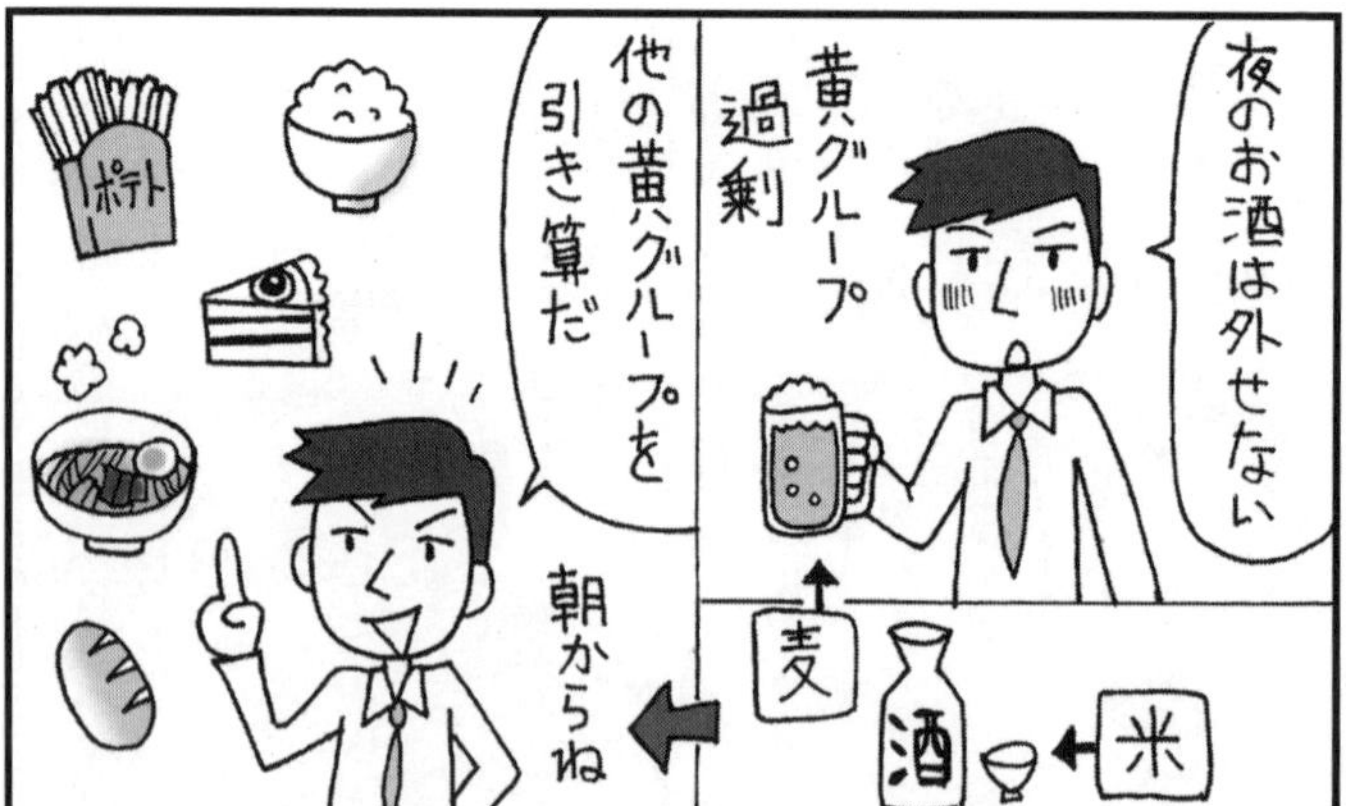
夜のお酒は外せない
黄グループ過剰
麦
酒
米
他の黄グループを引き算だ
朝からね
ポテト

実践！スリム習慣 15

あなたの引き算する食べ物は何？　コンスタントに引き算していくためには、毎日デイリーに食べているものの中から書き上げてみるのがコツです。空腹感は、野菜サラダなどで賢く補って。

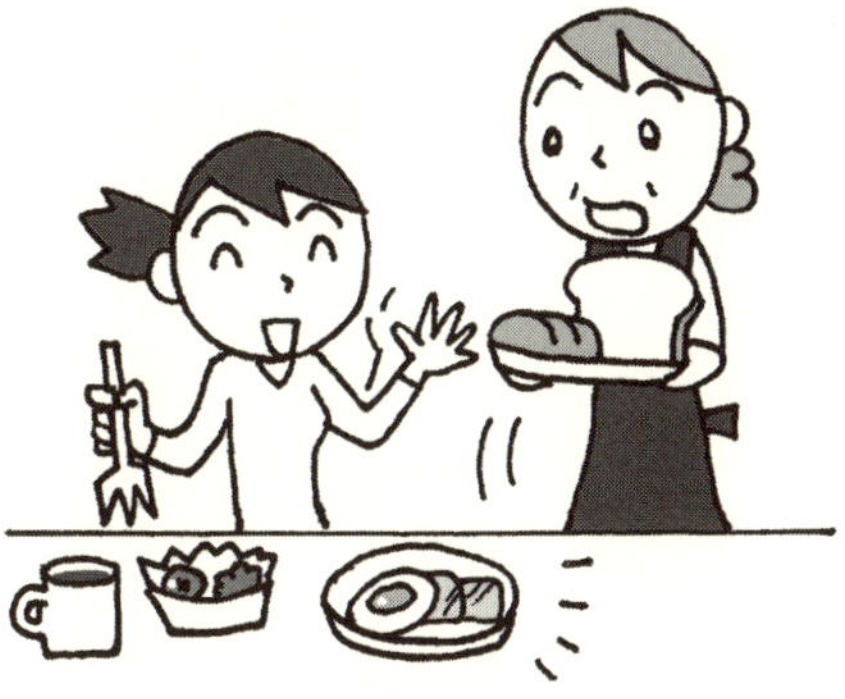

スリム習慣

16

健康のために一生続けられる運動をスタートさせよう。

運動だけで痩《や》せようとして、高価なスポーツクラブの会員になって、ジムや水泳を頑張る人がいます。でも、ダイエットだけの目的で運動をスタートした場合、成功しないことがほとんど。そして、もし仮に運動系ダイエットで減量できたとしても、リバウンドする人が大半です。

なぜでしょうか？　その理由を説明しましょう。

＊理由その1

運動で消費するカロリーは意外と少ない。

たとえば……

・ウォーキング1時間　約240カロリー→菓子パン小1個分
・ジョギング、サイクリング30分　約300カロリー→ケーキ1個分
・水泳、テニス、バスケット30分　約300カロリー→ケーキ1個分
といった具合です。

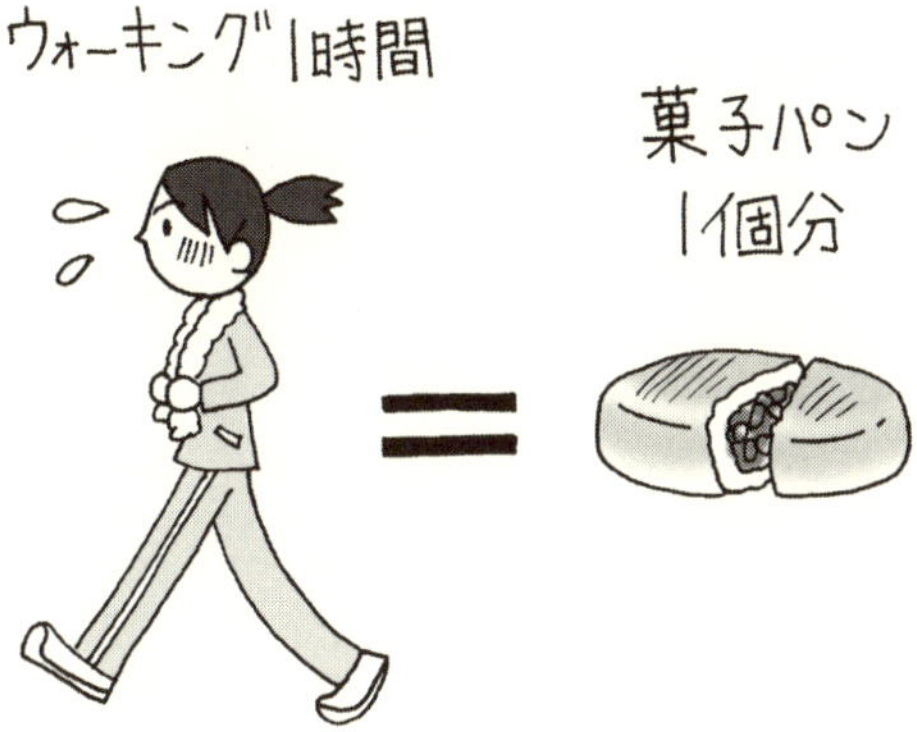

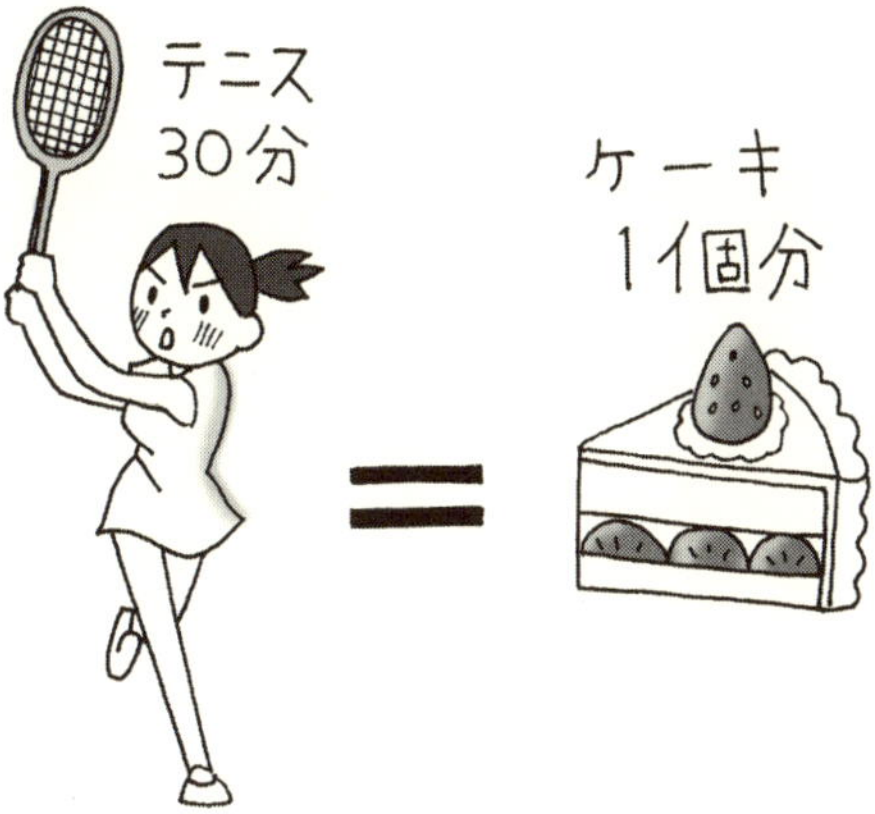

また、今まで運動習慣のない人が運動をするために割《さ》ける時間というのは、30分から1時間といったところが精一杯ではないでしょうか？ しかも毎日となると、仕事や家事の合間になるので、かなりの努力が必要です。なんとか運動を毎日続けていたとしても、1時間程度で休憩《きゅうけい》を挟《はさ》みながらの運動だと、せいぜいケーキや菓子パン1個半程度の消費カロリーにとどまってしまいます。そして、運動した後はお腹が空き、いつもより食欲が出ますし、つい「運動をしたぞ」という安心感から、その後の食事が多くなりがちです。

だから、「運動をしているのに、体重が減らない」という状態が起こりやすくなるのです。

＊理由その2
運動系ダイエットは、やめてしまうと即、カロリーオーバーになる。

仮に首尾よく食べる量がそれほど変わらずに、運動に励《はげ》んで痩せることができたとしましょう。しかし痩せた後、運動をやめるとどうなるでしょうか？ そう、痩せる前と食事が変化していないために、消費カロリーより摂取《せっしゅ》カロリーがすぐにオーバー。そのため、じわじわとリバウンドしていく……ということになるのです。運動して痩せると筋肉が増えるので、代謝《たいしゃ》が良くなり、太りにくくなるといわれていますが、あくまでも、それは運動を続けていた場合です。運動をやめると筋肉量も減りますので、元の木阿弥《もくあみ》となります。

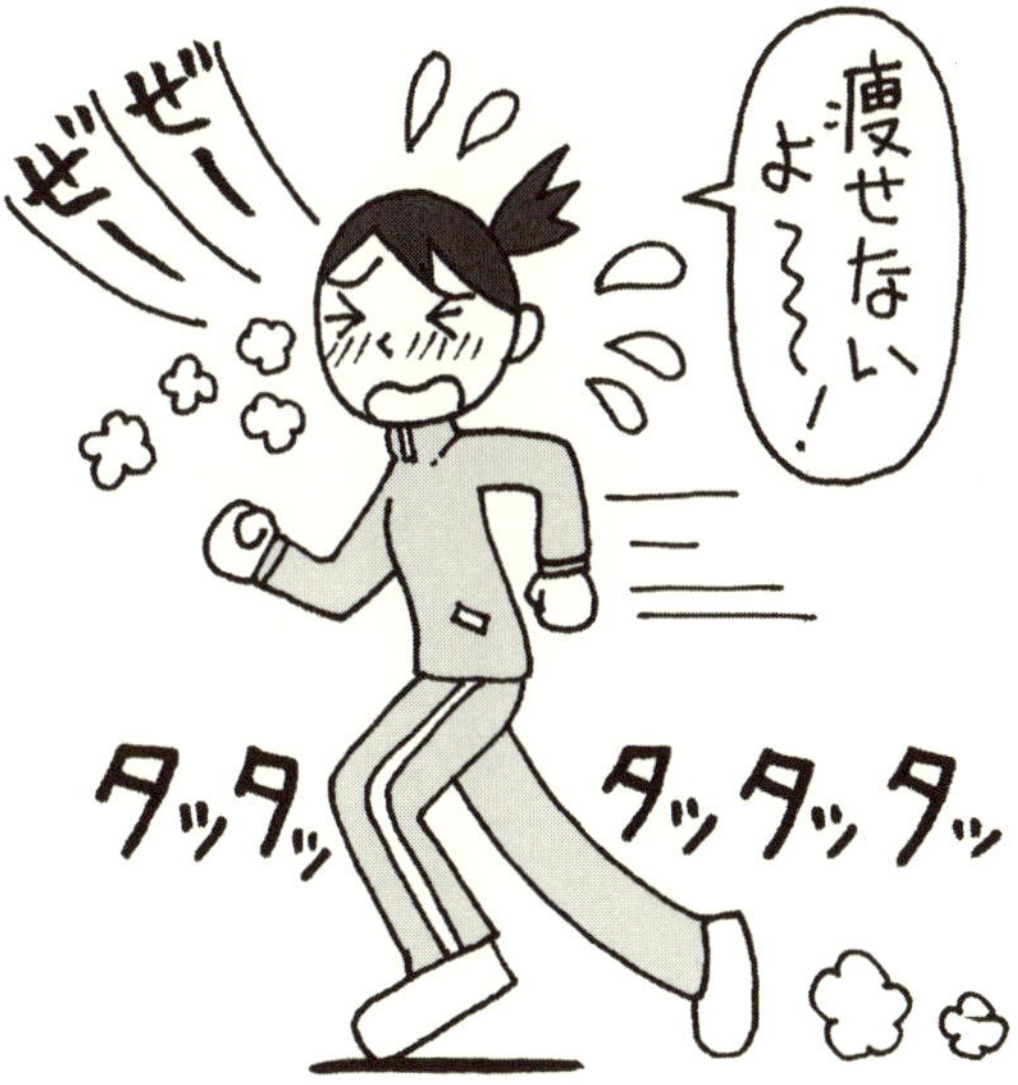

こう考えていくと、「痩せるための運動」というのは、無理があることに気がつきます。では、運動は一切しない方がいいのでしょうか？　いえいえ、そんなことはありません。

スリムな人・太らない人に共通していえることは「健康のために」運動を心がけているということ。彼らと話をすると、「健康維持のために、体を動かすのは良いことだ」と考え、無理のない運動を実践している人が多いことに気がつきます。彼らは、ライフスタイルの中で自然と体を動かすことを、無理なく継続《けいぞく》して実行しています。

たとえば「万歩計をつけて毎日1万歩を目指している」とか、「通勤やオフィスでは階段を利用している」「電車に乗った時は、特別疲れていない限り立つようにしている」「家事を運動だと考えて、きびきびストレッチしながらやっている」など、デイリーでできる運動をコンスタントに実践しています。

運動を「健康維持のために」ととらえて、一生続けるつもりで無理の出ないように生活の中に組み込んでいるので、長続きするのです。

もちろんダイエットと運動を組み合わせると代謝が上がるので、非常に効率よく痩せることができます。ですが、その運動は一生続けていかないと意味がないと、まず頭に入れてください。

痩せる効果を狙《ねら》って運動するのはやめて、健康維持のために一生行えるタイプの運動を末永く続ける……それが今後の「太りにくい体」を作るのです。

実践！スリム習慣 16

あなたが「健康のために」を目的に、一生続けられる運動は何ですか？「これだ！」というものが見つかったら、ぜひ毎日の生活に組み込みましょう。軽い運動でも継続すれば、代謝アップ・リバウンド予防に絶大《ぜつだい》な効果があります。次ページのオススメ運動例を参考に考えてみてくださいね。

＊オススメ運動例

①できるだけ階段を使う。エスカレーターは歩く。

②できるだけ歩いて移動する。時には遠回りして歩く。

③入浴の際、簡単なストレッチなどのエクササイズと腹筋のひきしめ運動をする。

④テレビを見ながら、「ながらストレッチ」をする。

⑤バスの利用をやめて自転車で通勤する、またバイクをやめて自転車や徒歩で移動する。

⑥スーパーで買い物しながらぐるぐるウォーキング。デパートでは、エレベーターやエスカレーターは使わず、階段で移動する。

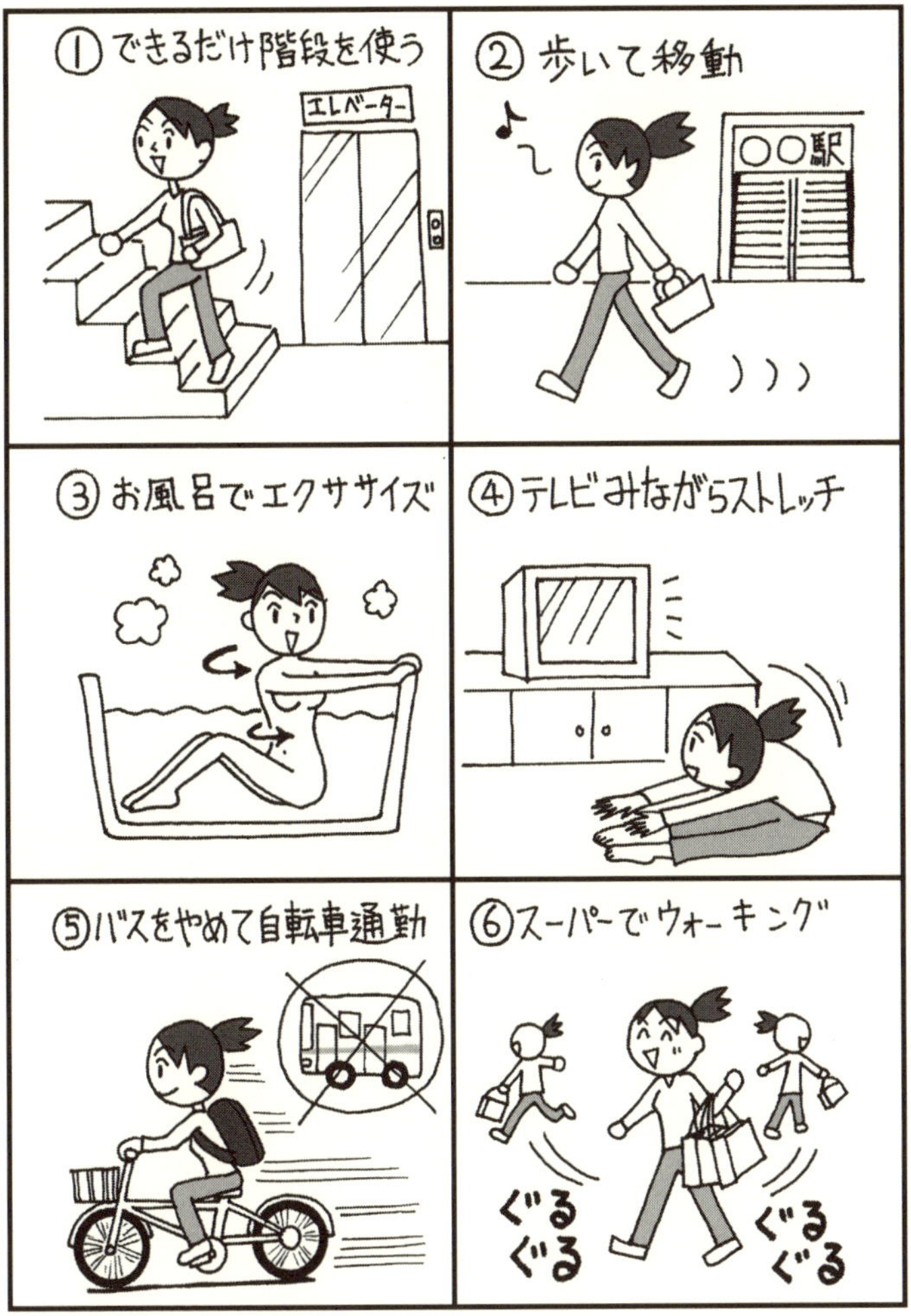
①できるだけ階段を使う
エレベーター
②歩いて移動
○○駅
③お風呂でエクササイズ
④テレビみながらストレッチ
⑤バスをやめて自転車通勤
⑥スーパーでウォーキング
ぐるぐる
ぐるぐる

Column

食のライフスタイルをそっくりそのままモデリングする

この本で紹介しているのは、全部で33種類のスリム習慣です。これらの好習慣を、いかに自分自身に取り入れていくかが、これからのあなたの課題となります。好習慣をうまく組み合わせれば組み合わせるほど、あなたは「太らない人・スリムな人」のグループに入る確率が増えてきます。

そのためには、自分自身のライフスタイルや嗜好《しこう》にぴったり合った好習慣を選択し、組み合わせていく必要があります。そして、毎日の生活で意識してそれらを実行していくことが必要です。

たとえば「空腹になってから食べる」という好習慣を紹介しましたが、それまで目で見て、頭で考えて食べる習慣のついている人が、自然な食欲にまかせた食べ方に変えるのは、ある程度の意識づけが必要となってきます。また、「お腹が空いてから食べる」

といっても、その具体的な方法は人によってさまざまです。

あなたがいちばん真似《まね》しやすいモデルを選んで意識して真似してみることが、この習慣を身につけるいちばんの近道。これをコーチングでは、「モデリング」と呼んでいます。ダイエットだけでなく、自分のなりたい理想の人の真似をすることがその人に近づく近道になるのです。

というわけで、次からは実際に好習慣を実践している、何人かの具体的なモデルに登場してもらいます。できるだけ多くのライフスタイルや嗜好、食べ方のパターン例を示しますので、ぜひご自身のライフスタイルや好みに合うものを選んで、実践してみてください。

好習慣を実践している人たち

ケース1「小分けにしてチョコチョコ食べているOさん」

〜間食がどうしてもやめられない方、ちょこちょこ食べたい方、頭を使う仕事をしている人にオススメ〜

Oさんは、背が高くスラリとした美人です。彼女の仕事はコンサルティング業務が中心です。顧客《こきゃく》との個別面接に入ると、1時間は部屋から出ることができません。そのため、「お腹がグーっと鳴ると、格好が悪い」と言い、常に面談に入る前には何かちょっとしたものを食べています。それはクッキーであったり、ヨーグルトであったり、サンドウィッチであったりとさまざまですが、デスクに座ってちょこちょこっと食べるのです。

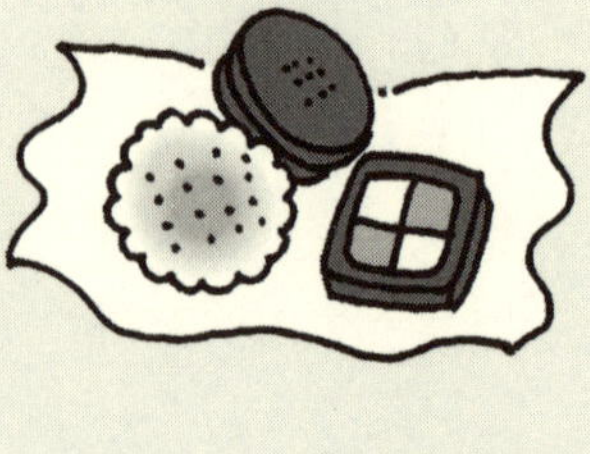

Oさんは、「そういう食べ方って太らないの?」と、よく同僚《どうりょう》に聞かれるそうなのですが、今のところ大丈夫だといいます。一般的に3食をきっちり食べて間食をなくすのが、痩《や》せる王道だといわれています。これは、栄養士さんが指導する時に最初に口にする言葉です。

では、Oさんは、まれに見る太らない体質なのでしょうか?

しかしよくよく聞いてみると、Oさんが太らない理由が判明してきました。

彼女は、朝食と昼食をかなり控《ひか》えめにとっていたのです。朝はヨーグルトとフルーツと薄切りの食パンとカフェオレ、昼は野菜サラダとゆで卵とスープで軽く済ませます。理由は、炭水化物で満腹になると相談業務をするのに頭が回らなくなったり、眠くなったりするからだということです。そして、軽く空腹になれば少し補っているとのこと。またOさんは、栄養のことも考えて、お昼には不足しがちな野菜とたんぱく質を、たとえ少量でも必ず口にしているそうです。そして夜は焼き魚と納豆、またはお肉とお豆腐といった組み合わせでたんぱく質を必ずたっぷり摂《と》り、しっかりとした食事をしているということでしたので、栄養的にもほぼバランスがとれているようです。

彼女のように、満腹になりすぎると支障の出るような、「頭をくるくる回転させなければならない仕事」をしている人は、こういった食べ方もいいのではないでしょうか？

ダラダラ食べは良くないといわれがちですが、Oさんのように「ちょっと空腹を感じてから食べている」という食べ方だと、かえって小分けにした方が、体の吸収効率が下がって太りにくい食べ方ともいえるでしょう。ただし忘れてはならないのが、「必ず空腹感を感じてからちょこっと食べる」ということです。そして1日トータルで必要なたんぱく質と野菜をきっちり摂る。これを守らないと太ってしまいますし、栄養不足になるので、要注意です。

モデリング・ポイント

・朝と昼は控えめに、腹七分目に抑える。その食事内容は、野菜やたんぱく質だとさらに良い。
・空腹を感じてきたら、好みの間食をちょこっとする。満腹にならない程度がベスト。甘いお菓子やスナックなども少量ならばOK。
・夜は、1日で不足している栄養素をしっかりと摂るように心がける。

ケース2「3食きっちり型のNさん」

〜体力仕事をしている人、ちょこちょこ食べる暇《ひま》のない人、
間食より食事をしっかりと食べたい人にオススメ〜

Nさんは40代前半で、研修講師の仕事をしています。20代のころから痩せているでもなく、太っているでもない、健康的な若々しい体型をいつも維持されています。

彼の食べ方は、さきほどのOさんとは正反対の「3食きっちり型」です。セミナーの講師は、午前中3時間、午後4時間、立ちっぱなしで話さなければなりません。3時のおやつなどを食べる時間がない仕事です。そのため、Nさんは3食きっちり食べて、間食はほとんどしないといいます。とくに、朝と昼はしっかりと食べて行くそうです。

一度、Nさんとセミナーの合間に昼食をご一緒したのですが、なんと「カツ丼弁当」をぺろりと食べておられたのに驚《おどろ》いたことがあります。聞けば、朝も厚《あつ》切りトーストとハムエッグとサラダ、コーヒーを食べて来たとのことですが、「立ちっぱなしでしゃべりっぱなしなので、しっかり食べておかないとお腹が空くんですよ」と笑っておられました。

「しっかり食べると、眠くなりませんか?」と私が聞くと、「体を使う仕事なので、眠くなるということはまずないですね。でも、消化不良でお腹がもたれないように野菜もできるだけ食べ合わせて、ビタミンが不足しないように気をつけています」ということでした。

Nさんは、「たんぱく質や炭水化物のスムーズな消化吸収には、ビタミン類が必要である」という、栄養学的な基本知識があるようでした。

そんなNさんにとって、間食は毎日する習慣ではないようです。甘いものが嫌いだというわけではないようですが、さほど「どうしても食べたい」というものではないらしいのです。でも時にはセミナー終了後、ちょっと甘いものが欲しくなるので、チョコレートを数個食べたり、同僚とケーキを食べたりすることもあるそう。つまり、まったく食べないというわけではなく、本能に従って体が欲しがるものを、その時に食べているという感じです。

ちなみにNさんの夕食は、「その時の食欲に応じて」ボリュームが違うそうですが、朝、胃もたれするのがいやなので、できるだけ夜8時までには食べ終わるようにしているとのことでした。肉体的な労働が必要な仕事は、Nさんのようにしっかりと朝食・昼食を食べるというスタイルが適していると思われます。そのかわり、間食はお腹が空いてこないとしないというのが、こうした人たちに共通した習慣です。この人たちも、「空腹感」のセンサーに準《じゅん》じて食べているといえるでしょう。

また、夕食は空腹感に応じてボリュームを調節し、朝食をしっかり食べるために、夕食を早めに切り上げているのも大きな特徴です。やはり、夜遅く食べたものが脂肪に変わりやすいというのは明白な事実ですので、Nさんのように「夜遅くには食べない」というのも、太りにくい体を作っている好習慣なのです。

モデリング・ポイント

・朝・昼は、たんぱく質・炭水化物の組み合わせでボリュームがあっても食べたいものをしっかりと食べる。消化をスムーズにするために、野菜も必ず食べてビタミンの補給を。
・そのかわり、間食はお腹が空いていないと食べない。
・夜は、お腹の空き具合に応じて調節する。お腹が空いていなければ軽くする。
・夜は、9時ごろまでに済ませ、寝る前3時間はできるだけ食べないことが朝食をおいしくいただくコツ。

ケース3「昼がメイン、夜は軽食のS教授」

～遅くまで仕事をしているため、夕食が夜遅くになってしまう人にオススメ～

S教授は50歳半ばのダンディーな紳士です。中肉中背《ちゅうにくちゅうぜい》といった言葉がぴったりで、痩せすぎもせず、太りすぎもせず、いつも素敵にスーツを着こなしておられます。しかし、その穏《おだ》やかな雰囲気とは裏腹《うらはら》に、教授の毎日はとてもハードです。世界の最先端を走る研究を行う教室の長として、夜10時や11時まで研究室にいることも少なくありません。

S教授によると、教授に就任《しゅうにん》したころ、わずか数年間で5キロ以上も太ったことがあるそうです。理由は夜10～11時に帰宅してから、奥さんの作ってくれた夕食を食べながら晩酌し、すぐに寝ていたからだとか。朝は胃がもたれているからほとんど食べず、その分、昼食はお腹が空くために、かなり多量に食べていたといいます。夜が遅くなることを想定して、食べ貯《だ》めするという感じだったそうです。そういった生活で急激《きゅうげき》に太ってきたために、体調も悪く、毎日けだるい日々だったとのことです。

手持ちのズボンがほとんど入らなくなってきた5年ほど前に、S教授は「これではダメだ」と真剣に考えて、食生活を見直すことにしました。まず、夜寝る前に食べるのをやめて、夕食は研究室で手軽に出前してもらえる麺《めん》類にし、午後7時ごろに食べるように決めました。そのかわり昼食を夕食だと考えて、いろいろな食べ物をリッチに楽しむように。奥さんの豪華《ごうか》なお弁当の場合もありますし、近くのレストランでランチコースを食べたりと、夕食に匹敵《ひってき》する内容にしたそうです。

夜、軽く麺類で済ませるようになったので、朝は胃もたれもなく、トーストとコーヒーとハムエッグなど、しっかりと食べられるようになったということです。

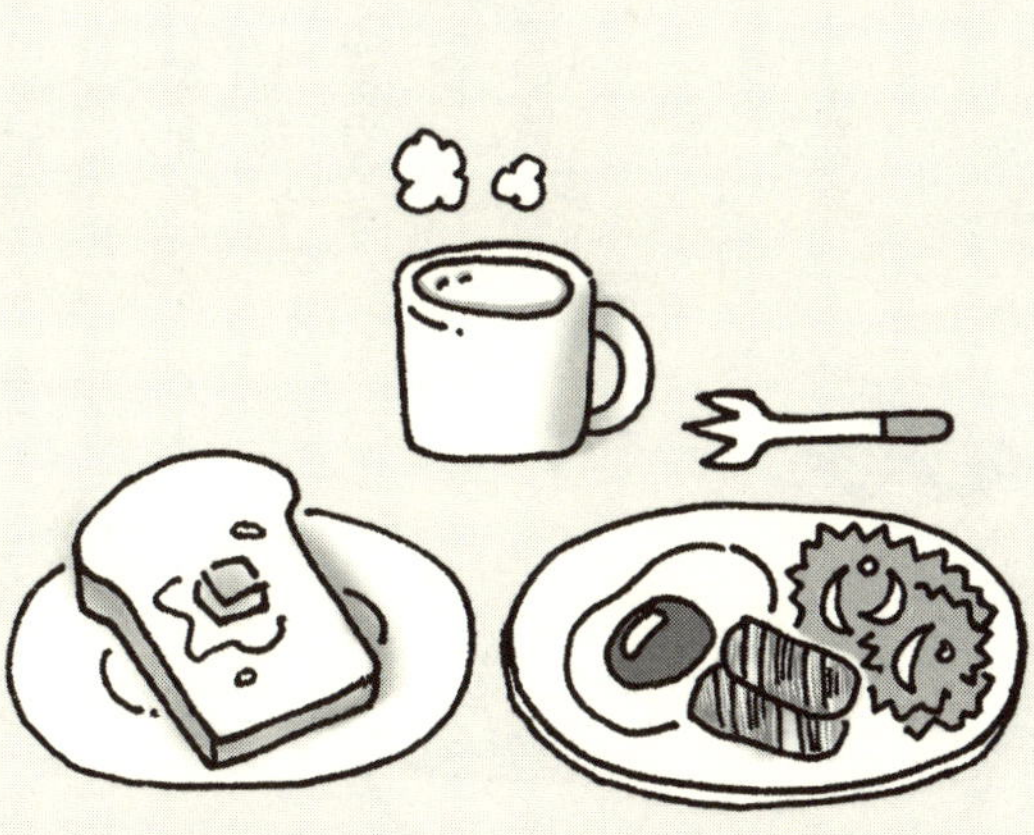

とはいえ、家に帰るとホッとして、晩酌がどうしてもしたい時も多いそう。そんな時は、平日ならばビール1本に、油や炭水化物の使っていない枝豆やスルメ、サラダ、おひたしなどのたんぱく質や野菜ものの小鉢《こばち》などを1～2品だけつまみにしています。炭水化物や油もの、高脂肪の肉類などと一緒でなければ、アルコールのカロリーは代謝《たいしゃ》にかなりの部分が使われますので、晩酌太りが予防しやすくなるのです。

土・日は、家族とともにゆっくりと夕食を楽しみたいために、平日とは逆に昼は軽め、夜をメインにするそうですが、この時は夜9時ごろまでには食べ終わるようにしています。S教授はこの生活になってから、1年間で体重も自然と減り、体型も元に戻ったということです。

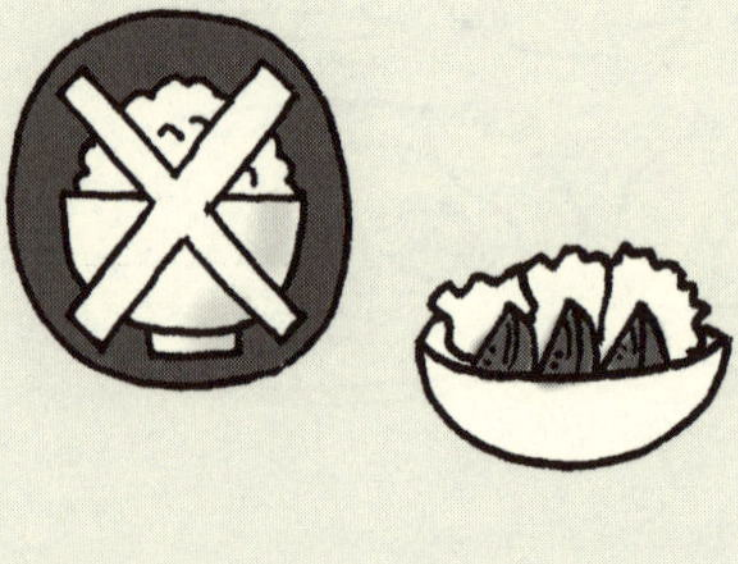

Column

モデリング・ポイント

・夜、仕事などが遅くなり、家族と食事ができない人ならば、夕食を思い切って軽食にする。

・夕食は7時と決め、職場でも簡単に取れる麺類やてんやもので済ませてしまう。できれば野菜ジュースをつけるとさらに健康に良い。そのかわり昼食は豪華に、夜のディナーのようにメインディッシュが2つあるぐらいのものを食べる。野菜・たんぱく質も夕食を補うぐらい食べられるように、バランスの良いたんぱく&野菜リッチメニューを選ぶ。

・晩酌する時は、つまみを野菜や海藻、ノンオイルのたんぱく質にして、油なし、炭水化物の少ないものを選ぶと太りにくい。ただし、寝る前の晩酌は、缶ビール2本程度が限度。それ以上になると、いくらつまみを工夫しても体重が増えやすい。

・朝食はたんぱく質と野菜、炭水化物のパワフル・ブレックファーストで、1日を元気にスタートさせる。

第3章

外食、パーティー、スペシャル行事を乗り切るためのスリム習慣

～シーン別の食べ方編～

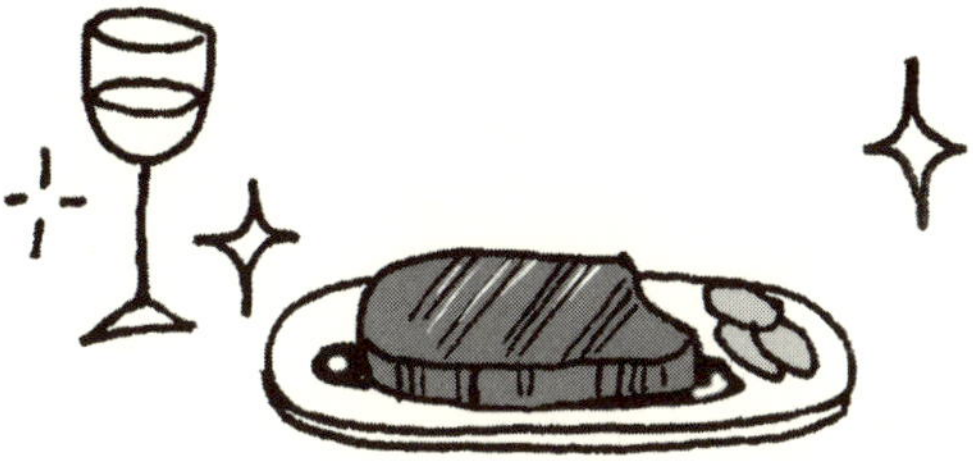

「ちょっと飲みに行かない？」「ねえねえおいしい店、見つけたんだけど食べに行こ！」に始まり、クリスマス、忘年会、お正月、結婚式、歓送迎会……毎日の生活には、ダイエットを妨害するお誘い、イベント、行事がいっぱいです。そのたびにダイエットを中断して……というのでは、いつまでも目標を達成することができません。かといって、楽しいお誘いを涙を飲んで断ったり、参加費を払っているのにもかかわらずご馳走《ちそう》を控《ひか》えたり、自分だけ食べなかったりするのも、つらいですよね。

大切なのはご馳走を我慢《がまん》することではなく、ご馳走のメニューを把握《はあく》して、それに合った対策を立てること。宴会がある場合には、幹事に聞くなどして必ず事前にメニューを把握しておきましょう。その日に食べるものがわかっていれば、それに応じた対応ができます。

スリム習慣

17

居酒屋では3つの皿で、3：2：1食べが基本。

実は、ダイエット中に最もベストな宴会場所は居酒屋。居酒屋は、誰が何をどれだけ食べているのかがわかりにくいので、自分のペースで食べることができます。そこでオススメなのが、3つの皿を緑グループ・赤グループ・黄グループに分けて、「3：2：1」の割合で食べる方法です。それぞれのグループ分けの詳《しょう》細《さい》は、第2章スリム習慣14（86ページ〜）を参照してください。

まず皿を3枚用意します。

1つめの皿には、緑グループである野菜類、海藻類、こんにゃく類をたっぷり取ります。

居酒屋メニューでは、野菜サラダのほか、刺身のツマ、しし唐や椎茸《しいたけ》の串《くし》焼き、モズク酢、モロきゅう、スライストマトなど、このグループに当たるメニューは意外とたくさんあります。

次に、もう1つの皿に赤グループである肉、魚、卵、豆腐料理を取ります。この量は緑グループの皿の3分の2程度にします。

居酒屋メニューでは、焼き鳥、刺身、冷《ひや》奴《やっこ》、串かつ、から揚《あ》げ類などが赤グループです。

最後の皿には黄グループです。麺《めん》類、パスタ、ご飯類などを取ります。これは赤グループの皿の半分程度の量にします。お酒

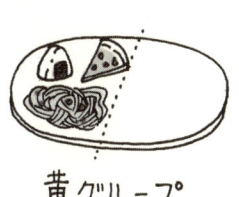

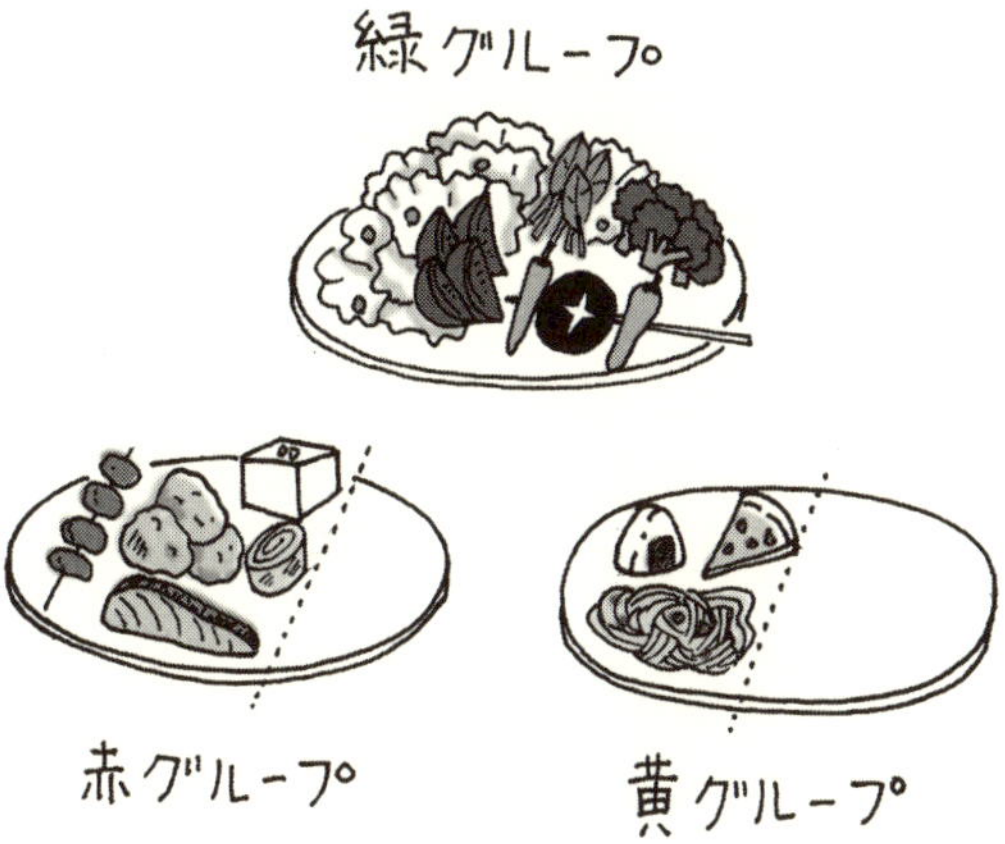

を飲む人は、お酒そのものが黄グループになるため、この皿は必要ありません。

こうすることでドカ食いを防ぐことができ、ダイエットに理想的なバランスで食事をとることができます。

また、居酒屋でのもうひとつの問題はダラダラ食べ。それを防ぐには、腹八分目で食事をやめましょう。最初は「ツライ！」と思うかもしれませんが、第1章スリム習慣3（28ページ〜）でも述べた通り、人間が満腹感を感じるには食後20分ほどかかります。ちょっと物足りないな……という状態で食事をやめても次第に満腹感を感じますので、まずはいった

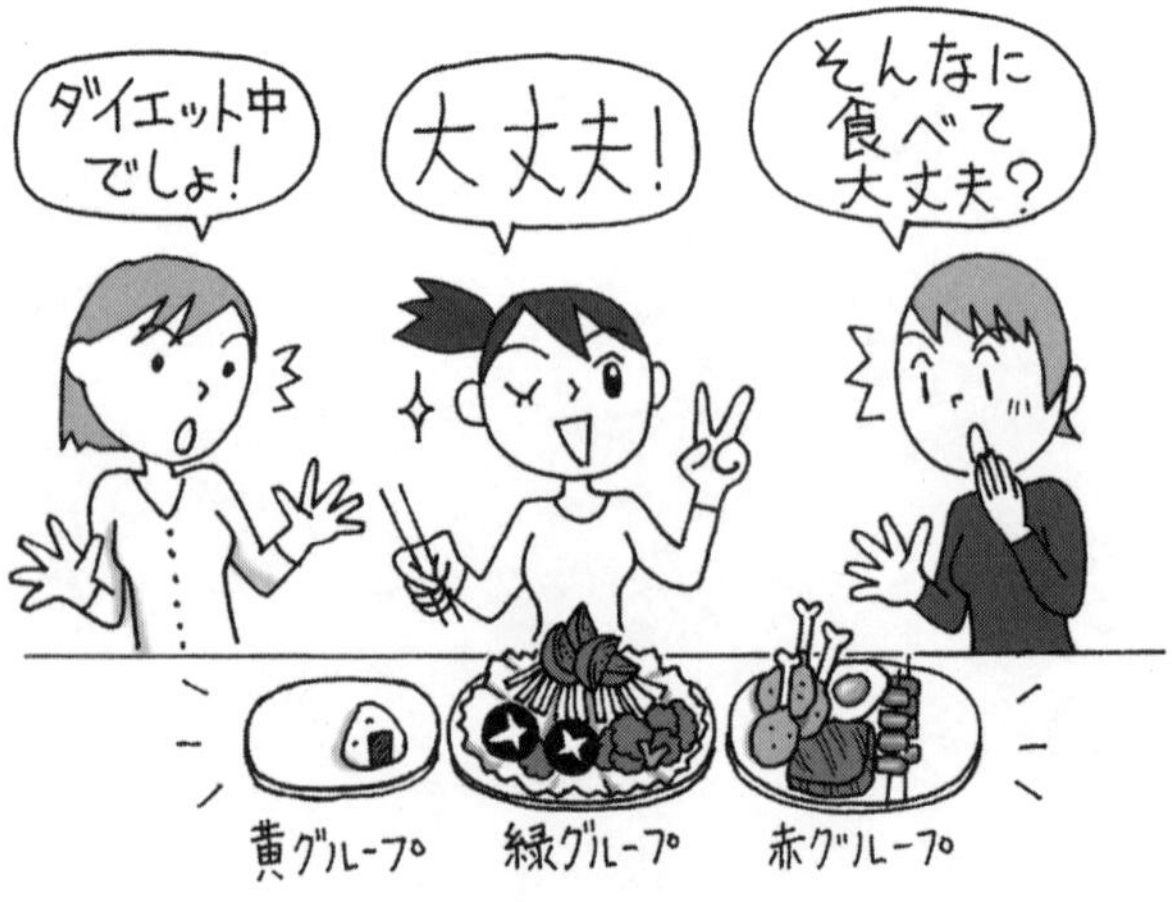
そんなに食べて大丈夫？
大丈夫！
ダイエット中でしょ！
赤グループ
緑グループ
黄グループ

ん箸《はし》を置くクセをつけて。

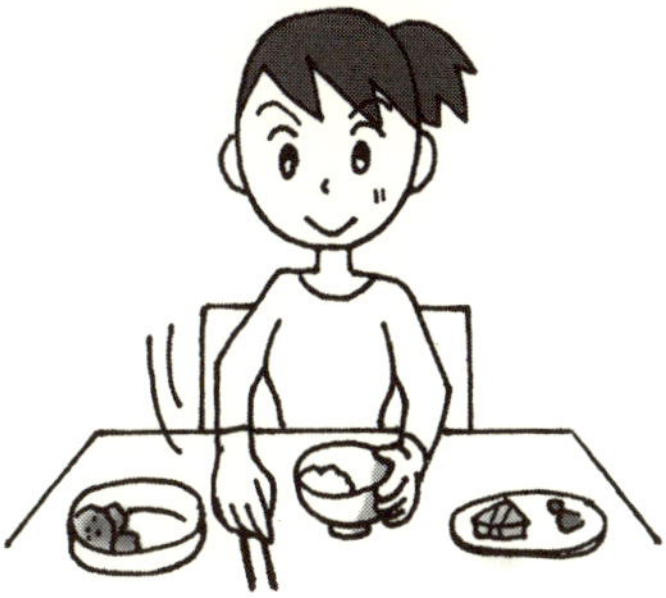

実践！スリム習慣17

自分で食事をコントロールできる居酒屋では、「3：2：1」食べを心がけること。お腹が空いているとつい黄グループの皿（麺類、パスタ、ご飯類）を多く食べてしまいがちですが、そこはグッと我慢《がまん》。野菜や海藻などを最初にたっぷり摂《と》れば、空腹感も半減します。

スリム習慣
18

フルコース料理の時は、前後の2食で調整しよう。

記念日ディナーや披露宴《ひろうえん》などに欠かせない、イタリアンやフレンチのフルコースの総カロリーは約1500〜2000カロリー。これはなんと成人女性の必須カロリーのほぼ1日分に相当します！　そのため、夜にコースを食べる予定がある時は、その前後の2食で調節しましょう。

まず、フルコース料理を食べる前の食事は、できるだけ野菜と乳製品（ミルク、カフェオレ、プレーンヨーグルトなど）だけで済ませましょう。フルコースではたんぱく質と油・炭水化物をたっぷり食べるので、赤グループと黄グループは控《ひか》えてもOK。ちょっと空腹がつらいかもしれませんが、もうすぐ食べるご馳走《ちそう》を思いうかべて乗り切って！　小腹が空いた時には、カフェオレやコンソメスープを飲むなどして、なんとかつないでください。

いざ食事を始めたら、せっかくの特別な夜なのですから、残さず全部いただきましょう。ただし、ひとつだけ守って欲しいのが、料理にかかっているソースを残すこと。ソースには油分がたっぷり含《ふく》まれているので、これをやめるだけでだいぶカロリーが抑えられるのです。そしてデザートやアルコールを楽しみたい人は、食事中のパンは極力《きょくりょく》、控えめにしましょう。

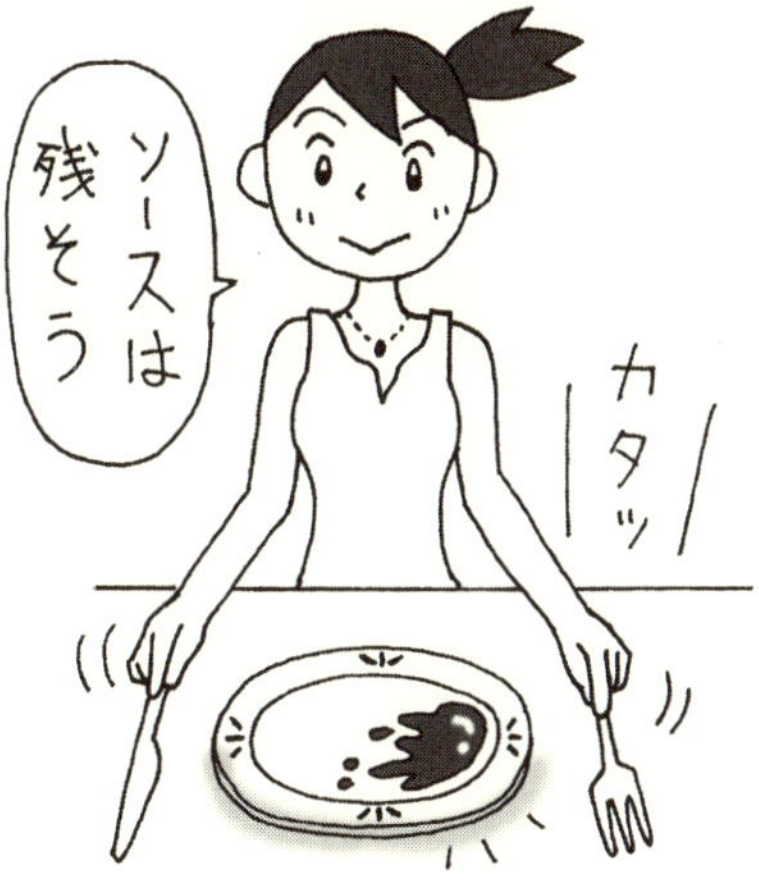

フルコース後の食事は、フルコース前の食事と同じように黄グループはカットして、野菜とノンオイリーな卵や豆腐・魚料理程度でおさめてください。たいていフルコースの後はお腹がいっぱいで、次の食事時間になっても空腹感はさほどないはずですから、これなら簡単にできると思います。

これで3食のトータルカロリー、つまり1日分のカロリーはオーバーすることがなくなるはずです。少しの工夫でフルコースもたっぷり楽しめますから、ぜひ試してみて。

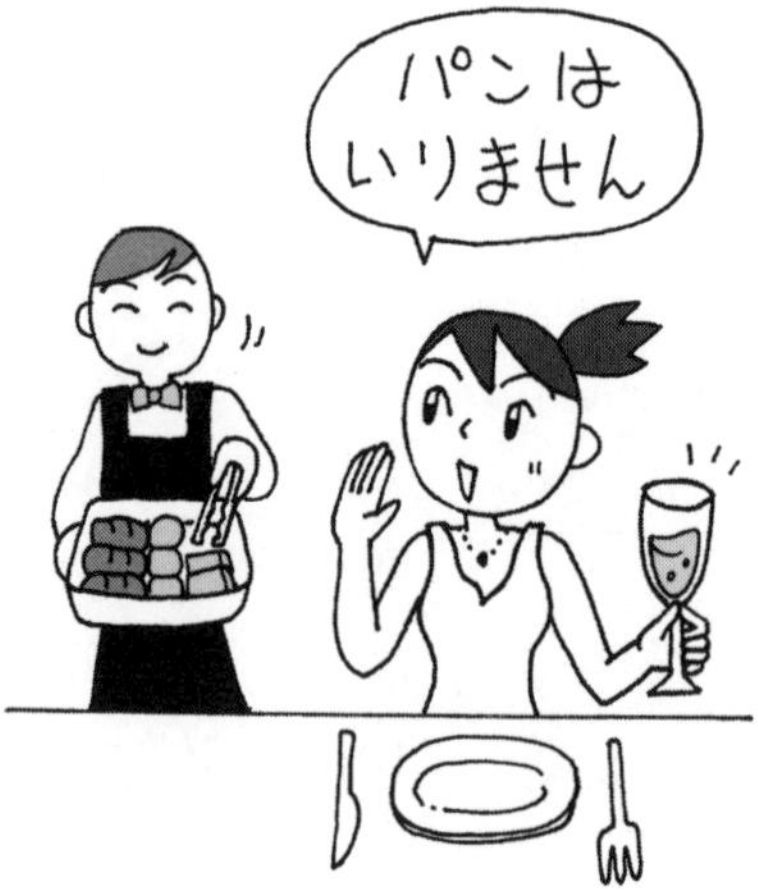

実践！スリム習慣 18

豪華《ごうか》なフルコース料理を食べる日に備《そな》えて、その前後の食事メニューを実際に計画して、書き上げてみましょう。備えあれば憂《うれ》いなしです。

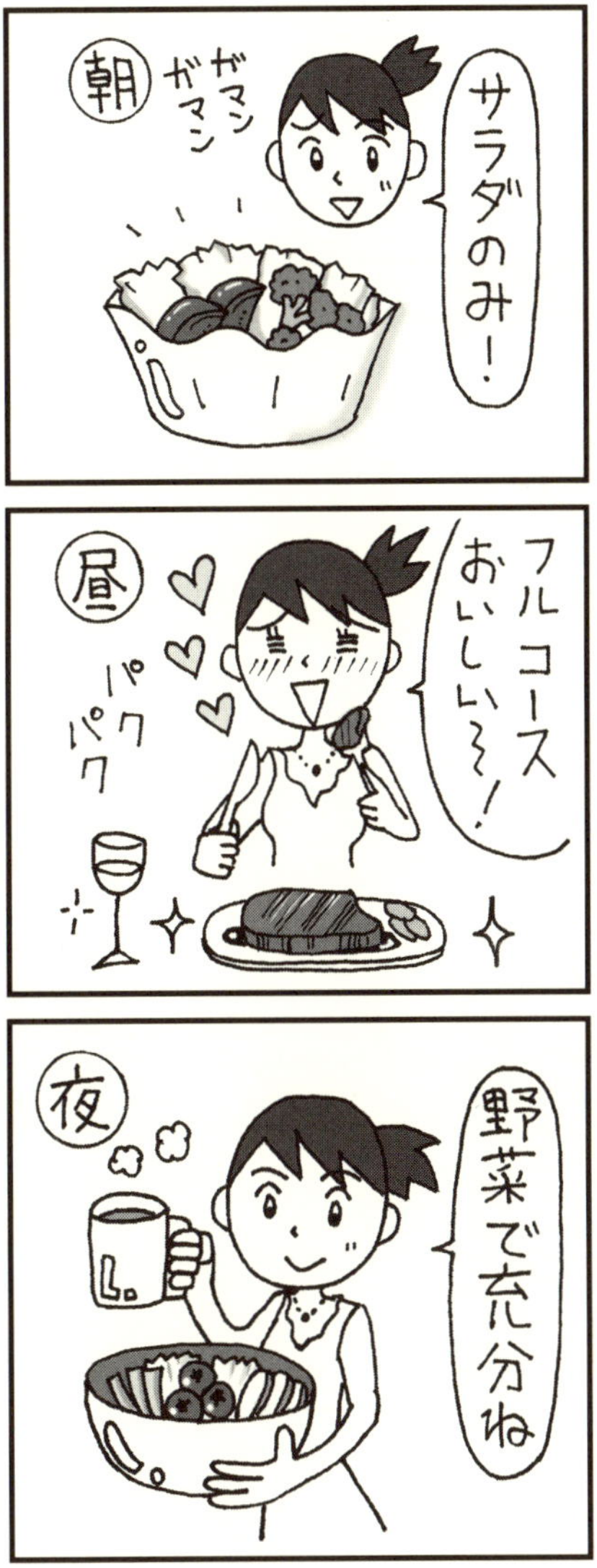
サラダのみ！
ガマンガマン
朝
フルコースおいしい〜！
パクパク
昼
野菜で充分ね
夜

スリム習慣 19

立食パーティーは、3枚皿で乗り切ろう。

「食べなきゃ損！」とばかりについ食べすぎてしまう立食パーティー。そんな失敗をしないためには、パーティー中の食事をすべて「3枚のお皿」で食べるようにしてみましょう。

まず大・中・小の3種類のお皿を想定します。大はミート皿、中はパン皿、小はコーヒーカップのソーサー程度と考えてください。会場に実際にある場合はそれを使い、ない場合は頭でイメージしてください。

1枚目に持つ皿は大の皿です。ここには野菜サラダや野菜料理、比較的脂っこくない前菜料理（シュリンプカクテルやシーフードマリネ、カルパッチョなど）

やお刺身などをたっぷり取ります。ここである程度お腹を満たすのがコツ。

次に2枚目のお皿は中の皿です。少し小さめのものを選び、メインのお肉や魚、卵料理などを楽しみます。ただし、できるだけ揚《あ》げものは避《さ》けましょう。

最後の3枚目は小の皿。いちばん小さめの皿を選び、好きなデザートとパスタなどの炭水化物を取りましょう。アルコールをたっぷり飲みたい人は、アル

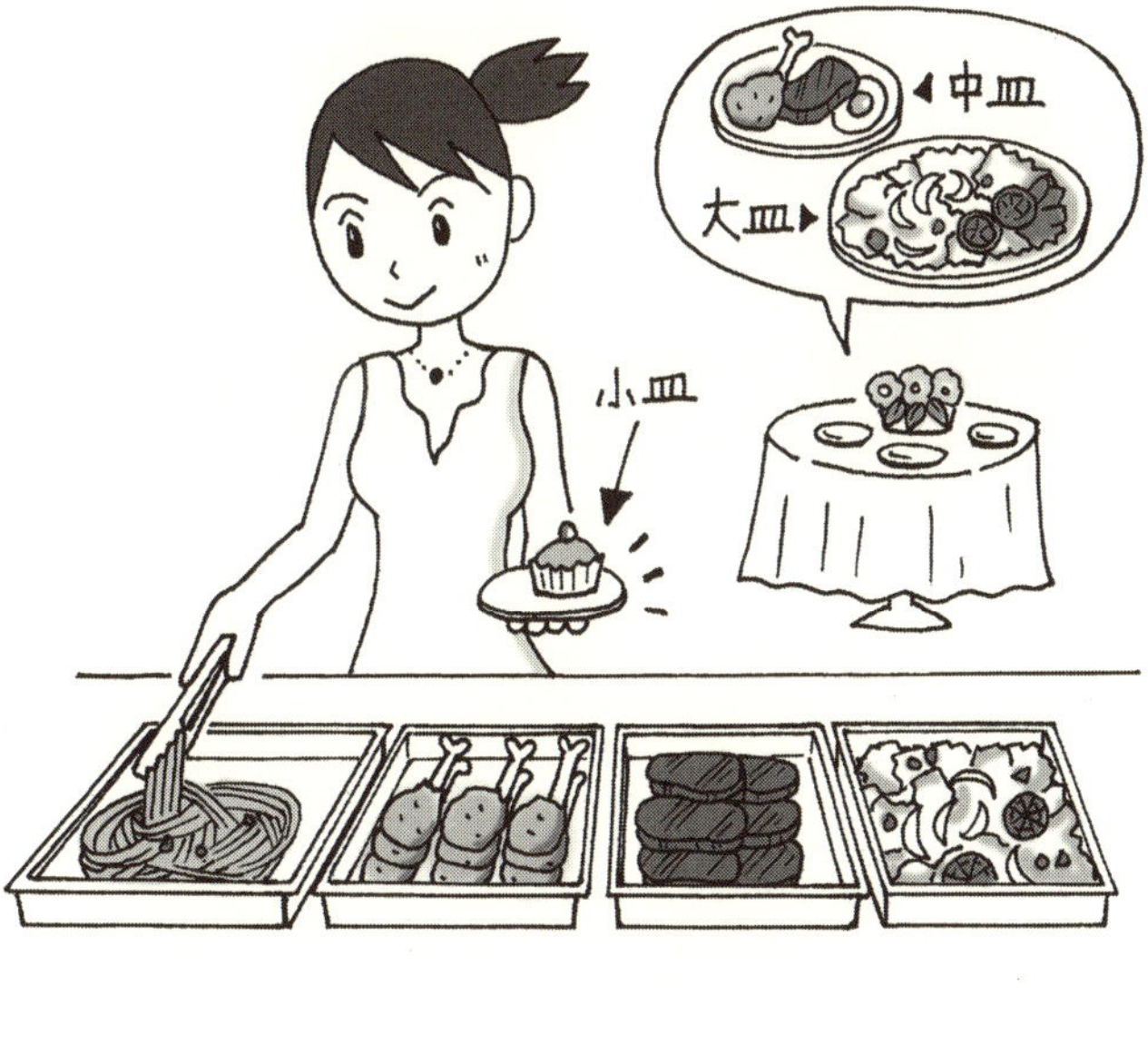

コール類で炭水化物が摂《と》れるので、この皿はパスします。

たった3枚のお皿でも、周りの人とゆっくり会話を楽しみながら食べれば、物足りなさを感じることもありません。お皿の数を決めることで確実に食べすぎが防げるので、この「3枚皿法」、ぜひトライしてみて！

実践！スリム習慣 19

3枚皿法を実践する時は、何度も料理を取りに行かないで、できるだけ多品目を一度に皿にのせてしまいましょう。「食べ損《そこ》ねた！」という後悔も防ぐことができるため、満足感もアップします。

Q3

ダイエット中でも、人に勧められるとつい食べてしまいます。

A　空腹感を感じていなくても、友人から誘われるとなんとなく断れない……。こんな時には「スリム習慣9」でご紹介した、ダイエットのお守りを見ましょう。お守りには、自分がなりたい姿や、痩《や》せることでのメリットが書かれているはず。誘いに乗りそうになった時にはそれを見返したり、見られない時にはお守りを入れているお財布などをタッチするだけでも効果があります。

また、職場や友人にダイエット宣言をしておくのも効果的。断りやすくなるし、気兼ねせずに低カロリーメニューを頼みやすくなりますよ。

カバー付録の「マイ・ダイエットゴール」に自分の目標を書き込んで、ぜひ活用してくださいね。

スリム習慣
20

忘年会を乗り切ろう。

1　幹事を引き受け、みんなをダイエットに付き合わせる

ダイエット中に忘年会や宴会がある時は、進んで幹事を引き受けることをオススメします。なぜなら、幹事にはお店選びやメニューの決定権があるため、カロリーコントロールがしやすくなるのです。最近増えている自然食や野菜メインのお店や、自分で食べる量をコントロールできる鍋料理の店をチョイスすると、カロリーにおびえることなく宴会を楽しむことができます。またお店やコースがある程度決まっている場合は、メニューの交渉《こうしょう》で調整を。お店の人には「メタボリックの人が多いので……」などと断りを入れて、串揚《くしあ》げを焼き鳥に、ポテトサラ

ダをグリーンサラダに、天ぷらをやめて焼き物に、など、高カロリーのものから低カロリーメニューにチェンジしましょう。「みんなをダイエットに付き合わせる」ことが忘年会を上手に乗り切るコツです！

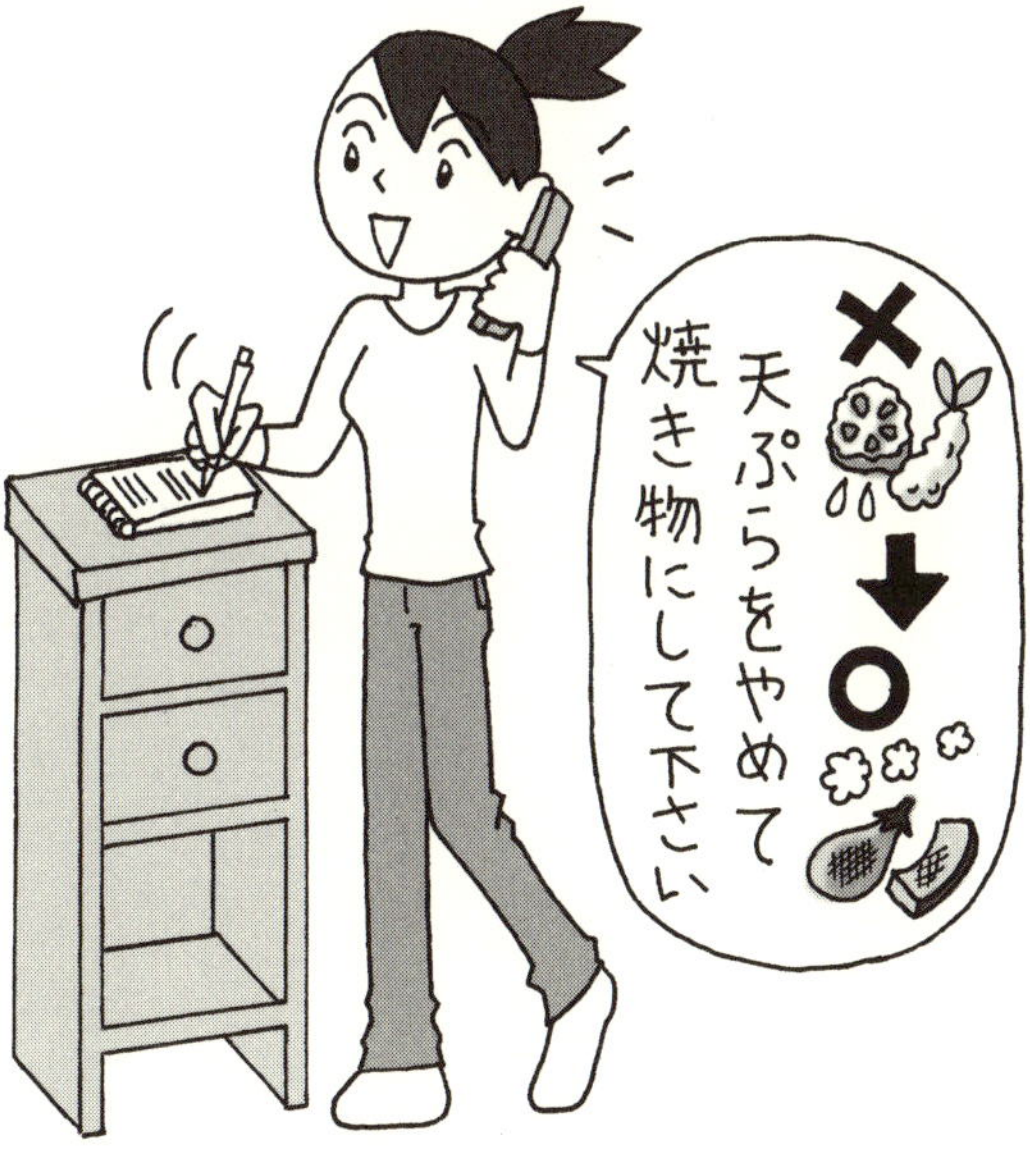

2 忘年会・宴会のメニューを事前にチェック

幹事を引き受けることができなかった場合は、事前に幹事からメニューを聞き出しましょう。幹事がよく把握《はあく》していない場合は、お店に電話をしたりホームページを見るなどして、探偵《たんてい》気分で密かにメニューを調べちゃいましょう！ そしてカロリーの高いメニューが多い場合は、栄養バランスを考えながら前後の食事で調整するなど、自分なりの対策を立てると安心して宴会を楽しむことができますね。

実践！スリム習慣 20

普段からヘルシーでおいしいお店の情報をチェックしておき、忘年会ではできるだけ幹事に立候補《りっこうほ》しましょう。幹事でない場合は、宴会前にメニューをチェックして！

Q4

ダイエットを頑張っているのですが、体重も減らないし、仕事でも最近いいことがありません。気分が落ち込み気味なのですが……。

A 人生は振《ふ》り子のようなもの。嫌なことやショックなことがある時は不幸の方に振れていますが、次は絶対に幸福側に振れるはず。今の状態でクヨクヨせず、「必ず幸せがやってくる」とイメージしてみましょう。また「雨のち虹」のイメージングも効果的。雨が降らないと虹は出ることができません。今、あなたの毎日は雨かもしれませんが、それは虹を出すための準備をしているとイメージしてください。これらのイメージングを繰り返し、あきらめないことが大切です。そしてコンサートに行く、映画を観る、好きなマンガや本を読むなど、小さくても自分を喜ばせることをたくさんプレゼントしてあげて、心にエネルギーを少しずつ充電していきましょう！

スリム習慣 21

年末年始、帰省先での勧めを乗り切ろう。

1 「食べなさい攻撃」は、優しい嘘《うそ》で乗り切ろう

年末年始の帰省時は、両親や義父母からの「あれも食べなさい、これも食べなさい」攻撃に負け、ついつい食べすぎてしまう人も多いのでは!? そんな時はぜひ「優しい嘘」で乗り切ってください。

オススメは「今、お腹いっぱいで」や「さっき食べてきたばかりなので」、もしくは「今、お腹がいっぱいなのでテイクアウトしてもいいですか?」の3語。それでもダメな時は「胃の調子が悪くって」「胃がもたれているので」「胃炎を起こしていて、○○(※1)はドクターストップがかかっているので」など健康面

で訴《うった》えて。嘘をつくことにやや抵抗《ていこう》を感じるとは思いますが、ダイエットを成功させるためにはこういった優しい嘘も、時には必要です。また、こういった理由なら、勧めた方も気分よく納得できますよね。

※1　相手から勧められた食べ物を入れる。とくに脂っこいものや刺激《しげき》物、肉類、アルコール、甘いものの時に使うのがコツ。

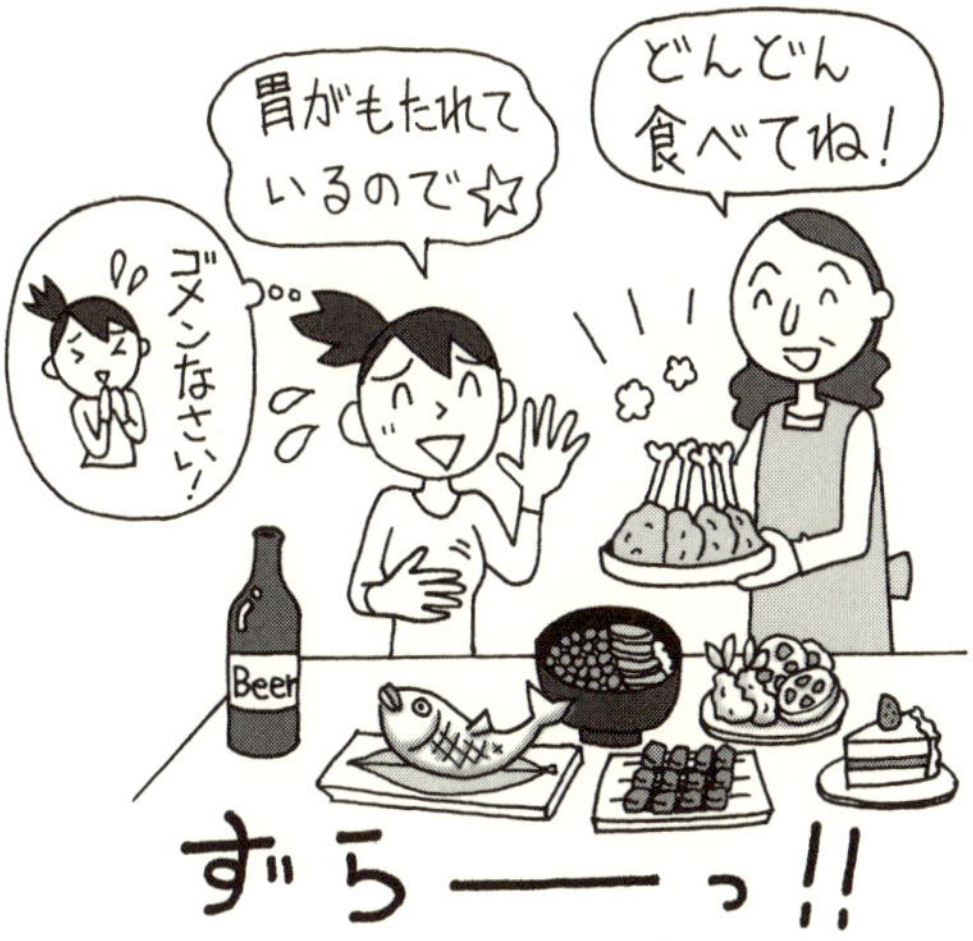
どんどん食べてね！
胃がもたれているので☆
ゴメンなさい！
Beer
ずらーーっ!!

2 中途半端に箸《はし》をつけない

お腹は空いていないけれど、あんまり勧められるのでちょっと食べるだけなら……と箸をつけてしまうこと、ありませんか？　とくに帰省時などによくあることですが、これはNG。一度でも箸をつけてしまうと、心理的に残しにくくなってしまうからです。箸をつけずに周りにいる男性や若い人にそのまま渡して、自分はヘルシーなものだけを選んで食べるようにしましょう。

また、箸をつけずにラップして、「これ、今はお腹いっぱいだから後で食べるわ」と言って冷蔵庫へ入れておけば、次の食事の時に回しやすくなります。そして次の食事の際には「前の食事の○○があるから、私は1品減らします」と言っておけば、カロリーコントロールできますよね。箸をつけていなければ、実家などではいつの間にか、誰かが食べてくれることもありますよ。

実践！スリム習慣21

無理に食べるよりも、相手を傷つけない嘘をつくようにしましょう。帰省時の様子を思い浮かべて、「優しい嘘」のセリフを考えてみて！

Column

真似《まね》してはいけない！スリムな人の悪習慣

「太らない人・スリムな人の習慣を身につけましょう」というと、さっそく身近な太らない人・スリムな人に話を聞いて、実践しようと思われる方も多いかと思います。が、ちょっと待ってください！

私が医師として、いろいろなタイプの太らない人・スリムな人の生活習慣を観察してきた結果、そこには「悪い習慣」も潜《ひそ》んでいることがわかってきました。

健康に悪い習慣が身についてしまっているために太らない人・スリムな人も、この世には大勢、存在するのです。彼らの多くは、今は大きな病気を持っていないかもしれませんが、そのうち何らかの病気を発生し、病院のお世話になり始めるのは必至《ひっし》です。太らない人の「悪い習慣」だけは、絶対に真似しないでください。

そこで絶対に真似してはいけない「3つの悪い習慣」をご紹介しましょう。

Column

「ファーストフード型栄養失調」の食習慣

最近一人暮らしの若者に多いのが、この悪習慣です。一見、痩《や》せているように見えますが、実は体の中はスカスカ！　栄養バランスを無視し、きちんと食べていないためカロリー不足となり太らないだけなのです。たとえば朝は食べない、昼はコンビニのおにぎりか菓子パン、夜はファーストフードのハンバーガーかカップ麺《めん》・スナック菓子などで済ませている……。こうした食生活を送っている人の中で、摂取《せっしゅ》カロリーが消費カロリーより少なければ当然、太らずに痩せています。とにかく、手近で安価なものでお腹が膨《ふく》れればいいという食べ方です。栄養のバランスや食べ物の質などは、完全に無視されています。

この人たちの食事は、栄養バランスが偏《かたよ》っているだけでなく、カロリーも不足しています。こういった食習慣を続けていると、今は痩せていても、体は着実に弱っていき、いつか手ひどいダメージがやってくるでしょう。

栄養バランスを無視した外食中心の食習慣は、高塩分・高脂肪・高炭水化物となり、良質のたんぱく質や食物繊維《せんい》、ビタミン類が圧倒的に不足しています。腎臓《じんぞう》や肝臓《かんぞう》の障害、高血圧や高脂血症といった生活習慣病の発生を高めますし、さまざまな食品添加物《てんかぶつ》を多量に摂《と》ってしまうため、がんの発生率も高くなります。

「アルコール過多」の食習慣

男性で痩せている人の中には、夜かなりの量の晩酌《ばんしゃく》をする習慣を持っている人がいます。彼らは夜に多量のビールや焼酎《しょうちゅう》、日本酒などを晩酌し、食事はおつまみ程度で済ませています。炭水化物はアルコールで摂っている状態で、おかずを少量つまむくらい。

夜に飲みすぎるため当然、胃に大きな負担がかかります。朝食は胸焼けや二日酔いでほとんど食べられないか、昼も定食や麺類を一人前程度がやっとです。これでは体に必要なエネルギーを摂取できず、慢性的《まんせいてき》栄養失調状態です。だから痩せているのです。

「アルコールは太る」といわれていますが、アルコールだけではエンプティ・カロリー（からっぽのカロリー）といって、体の中での代謝《たいしゃ》に多くのエネルギーが必要とされるために、表示カロリーほどのエネルギーにはなりません。アルコールと一緒に高脂肪・高炭水化物の食事をしない限り、さほど太らないのです。同じように、多量の晩酌を習慣とする人で太っている人というのは、おつまみも相当、食べている人だと思われます。

このようなアルコール過多の食習慣を持つ人は、たとえ痩せていても肝機能はいつも悪化しており、痩せているわりに肝臓に脂肪が蓄積《ちくせき》している「アルコール性脂肪肝」という病気にかかっている人がほとんどです。慢性の肝臓病は肝臓がんを引き起こしやすくします。また、肝機能が悪化すると慢性的な倦怠《けんたい》感が続き、体や皮膚《ひふ》の老化も早くなります。アルコール過多の食習慣は、絶対に真似してはいけない悪習慣のひとつです。

民間療法や偏った健康法の食習慣

肉や魚をまったく食べないベジタリアンを筆頭《ひっとう》として、乳製品を一切食べてはいけない、あるいは、たんぱく質を摂らない、炭水化物を摂らない、油を摂らない、といった極端《きょくたん》な食べ方を推奨《すいしょう》する健康法があります。これらは「より健康になる」「ダイエットにも役立つ」といった謳《うた》い文句で紹介されていることが多いようです。

それぞれの立場で説明されている理論を読むと、まことしやかに納得させるような書き方がされていますが、実際に科学的なデータに裏づけられたものは非常に少ないというのが現状です。また、そういった食事法を続けていて、本当に健康が維持できる率が上がるのかというと、まだまだ未知の部分が多々あります。

その食事法が、自分の嗜好《しこう》や体質、生活パターンにぴたりと合って、心地良く実践している人はそれでいいとは思いますが、今までやっていなかった人が、ダイエット目的や体重維持のために、無理に真似すべき食習慣ではありません。また、どんな食事法であっても、たんぱく質・ミネラルなどがきちんと摂れているかどうか、チェックした上で続けてくださいね。

第4章

ストレスを言い訳にしない！ダイエットのヤケ食いを防ぐ、心のスリム習慣

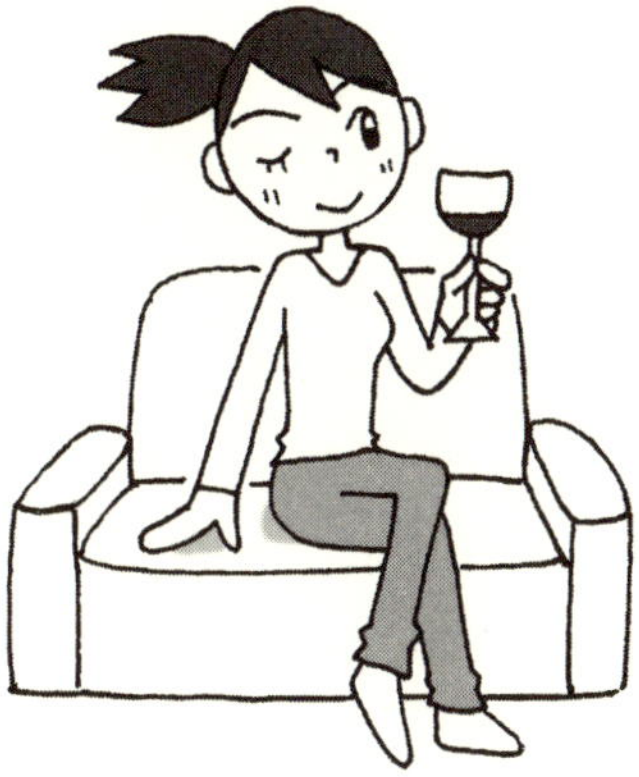

仕事や人間関係など、ただでさえストレスが多い現代。そんな毎日の中でダイエットをするのは非常に大変なことです。なぜならダイエットそのものが、大きなストレスの原因だから。ダイエット中にストレスが溜《た》まれば、ストレスの上乗せになってしまいます。また、ストレスが多くなると、甘いものが過剰《かじょう》に欲しくなったり、むくみがちになったりと、体は生理的に痩《や》せにくくなるのです。もちろんリバウンドもしやすくなります。そのため上手に心のデトックスをして、ダイエット以外のストレスを溜めないことが、ダイエットを成功させるいちばんのポイントなのです。

スリム習慣

22

しっかり眠ろう。

ダイエットを成功させるには、良質な睡眠《すいみん》が大切です。ぐっすり眠ると心を落ち着かせる脳内物質「セロトニン」が分泌《ぶんぴつ》されるため、不安やイライラが軽減します。また睡眠をたっぷり取ることで、体の代謝《たいしゃ》も良くなりますので、体のむくみも取れて、体重も減りやすくなるなど、痩《や》せやすい体になることができます。だからダイエット中は絶対に、睡眠不足は厳禁《げんきん》。徹夜《てつや》や睡眠不足が続いている人は、今すぐ良質な睡眠を取りましょう。

ではストレスがあると、寝つきや睡眠状態に影響が出るのはなぜなのでしょう。原因はいくつかありますが、大きなカギを握《にぎ》るのは「自律神経」です。自律神経は「交感神経」と「副交感神経」の2つが絶妙なバランスをとりながら働いています。このうち交感神経は主に体や精神面を活発に整える役目。心臓の脈拍《みゃくはく》を速めたり、血圧を高める、頭を覚醒《かくせい》させるなど、心と体を「オン」の状態に傾《かたむ》けます。それに対して副交感神経は、心身を休息モードにするもの。脈拍を遅くして全身の筋肉の緊張《きんちょう》を取り、消化器官の活動を活発にします。また頭や体の緊張を取り、リラックスさせるのも副交感神経の働きによるもの。

しかし、ストレスがかかるとこの自律神経のバランスが崩《くず》れ、いつもより交感神経が優位《ゆうい》に働くようになります。ストレスは体にとって不快なものなので、体は交感神経を優勢にして、それと戦おうとするのです。つまり脳や神経が緊張し、興奮《こうふん》しやすくなってしまうため、副交感神経が支配する睡眠が起こりにくくなるのです。

ちなみに、ストレスがかかっている時の睡眠ダメージは次の通りです。もしこのような症状がずっと続いているようならば、ダイエットは一時中止して、専門家に相談してみてください。

・寝つきが悪い。
・怖い夢や心地良くない夢をたくさん見る。
・長い時間寝ても熟睡《じゅくすい》感がなく、起きる気力がわかない。
・深夜や早朝に目が覚めて、そこから眠れないことが多い。

実践！スリム習慣 22

ダイエットに良い睡眠は、早寝早起きです。明け方に眠る、昼過ぎまで寝ているなどの昼夜逆転をしないように気をつけて。体内リズムに沿《そ》った睡眠は代謝をアップし、痩せやすくなるばかりか、お肌も瞳もピッカピカにしてくれます。

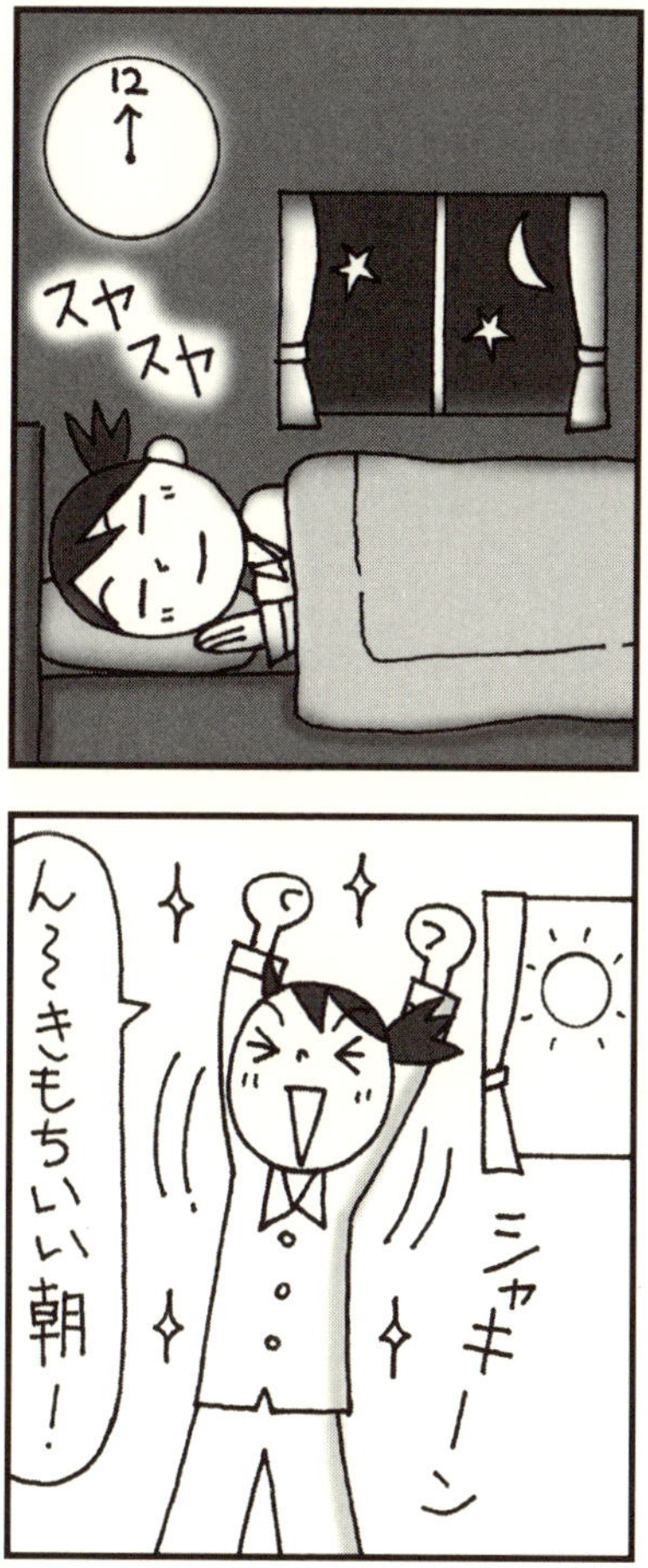

スリム習慣

23

友人や家族に、ダイエットのコーチをお願いしよう。

「明日からダイエットしよう」「来月までには○キロ痩《や》せよう」などと目標を立てても、おいしい食事のお誘いがあったり、仕事でイライラしたりすると「まあ今日だけは……」とつい自分に甘くなっていませんか？　そう、人間は自分への約束は案外、簡単に破ってしまうものなのです。でも、人と交わした約束はなかなか破れません。

そこでダイエットをスタートさせる時には、「今日からダイエットします！」と周りの人に公言しましょう。後戻りができない状況に自分を追い込むことで、「明日から……」などと言い訳ができないようにするのが狙《ねら》いです。

しかし、それでも挫折《ざせつ》してしまいそうな人は、定期的にダイエットの進み具合を報告する相手を見つけましょう。すると毎日のダイエットにも励《はげ》みが出ますし、継続する力がわいてきます。1週間に1回程度、定期的に報告を聞いてくれそうな人があれば、ぜひお願いしてみましょう。家族、恋人、職場の同僚《どうりょう》、友人など誰でもOKです。

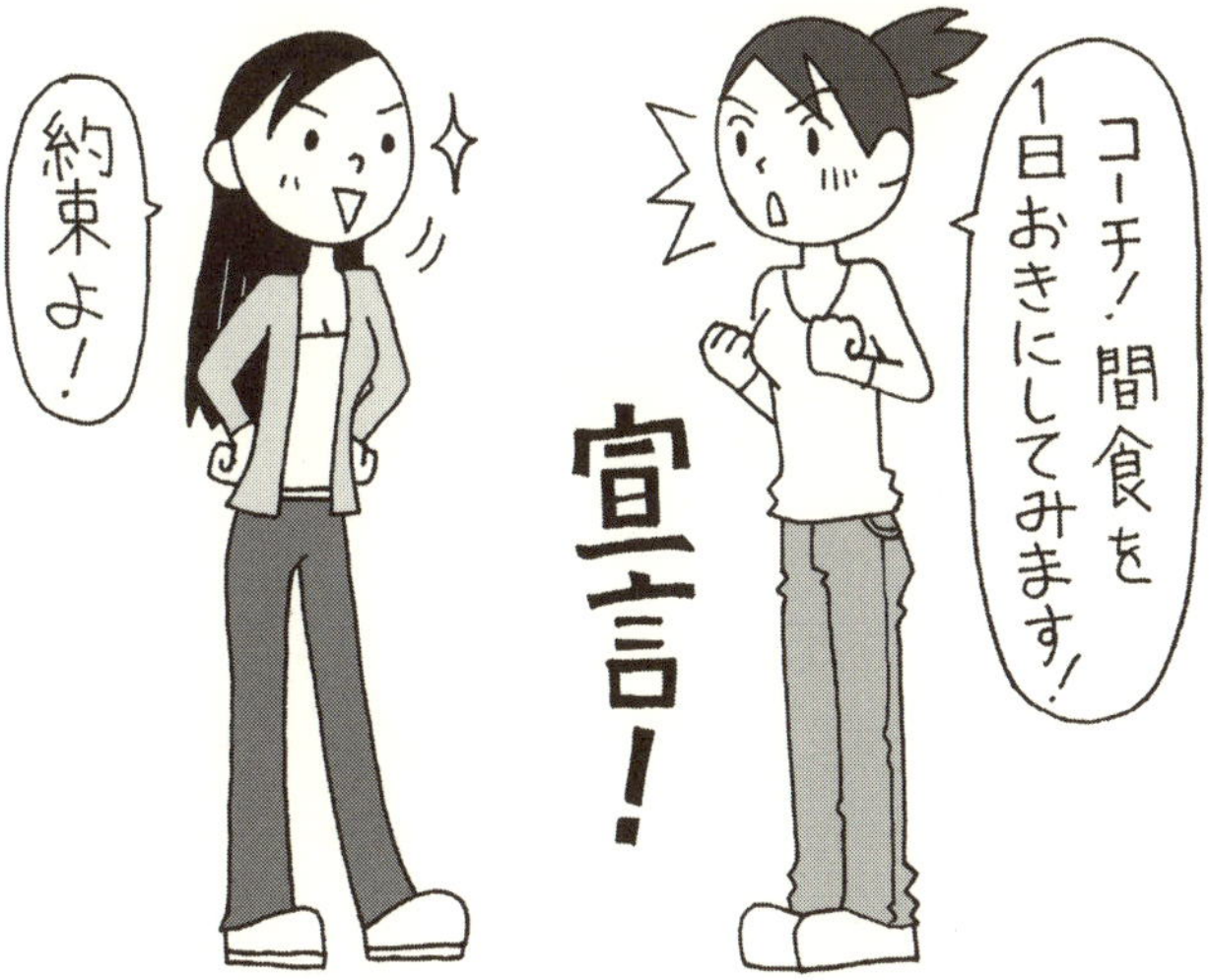
コーチ！1日おきに間食をしてみます！
宣言！
約束よ！

そして、その人に報告するたびに、「今週の反省」と「来週からの行動目標」を宣言します。「明日から、昼食の炭水化物を半分にします！」「間食を1日おきにしてみます！」などと、自分自身でできそうな目標を設定して、約束してください。

ちなみにコーチ役の人には、親しい人であってもちょっとしたプレゼントやご馳走《ちそう》をするなど、お礼を忘れずに。貴重な時間をいただいている感謝を示せば、きっと快《こころよ》くサポートしてくれることでしょう。

実践！スリム習慣 23

あなたのダイエットコーチになってくれそうな人の名前を書き上げてみて。明日、さっそくお願いしてみましょう。

Column

心地良い眠りのためのコツ

＊早起きして太陽の光を浴びる

朝の太陽を浴びると睡眠を促《うなが》すメラトニンが抑制《よくせい》され、脳を覚《かく》醒《せい》させるセロトニンが次々に作られます。疲れているからといって昼過ぎまで寝ているのは、かえって逆効果。朝の日差しを浴びられる時間までに（遅くとも10時頃までには）起きるようにしましょう。最近は遮光《しゃこう》カーテンをつけているお宅も多いようですが、窓から差し込んでくる光で人の生体リズムは動き始めます。睡眠のリズムを崩しがちな人は、できるだけ遮光カーテンは避《さ》けましょう。

＊昼寝はＯＫ。ただし１時間以内で

朝早く起きると、日中眠気に襲《おそ》われることもあります。そんな時は昼寝してもＯＫ。ただし昼寝を長くしすぎると、昼夜逆転現象が起こって再び睡眠のリズムが崩《くず》れてしまいます。夜の睡眠に支障をきたさない昼寝は、時間は１時間以内、午後3時ぐらいまでです。

＊就寝時間にこだわらない

眠くないのに無理やり布団に入ると、眠ること自体がプレッシャーになり、ますます目が冴《さ》えてしまいます。就寝時間にこだわるよりも、まずは心と体をリラックスさせることが大切。ハーブティーを飲んだり、静かな音楽を聴きながら、自然な眠気が訪れるのを待ちましょう。

スリム習慣

24

ダイエット中のイライラは、7つの至福《しふく》リストで解消しよう。

ダイエット中は、一種のストレス状態です。だから、どうしてもイライラしたり、感情が不安定になりがちに。だからこそ、1日の間にひとつリラックスすること、喜びを感じること、ほっとすることを自分にプレゼントしてあげましょう。このためのリストが「7つの至福リスト」です。

まず、あなたがホッとする、「幸せだなあ」と感じる、もしくはワクワクしたり喜びを感じることを7つ挙げてください。ただし、至福リストに挙げていいことの条件は「他人に左右されず、一人でできること」「あまりお金をかけずに、日常的にできること」の2点です。たとえば「雰囲気のいいカフェで、ワンランク上のコーヒーを飲む」「大好きな映画のＤＶＤを借りる」「自分の好きな雑誌を1冊買う」「上等のアロマオイルで、芳香浴《ほうこうよく》」「有名ブランドの入浴剤でリッチ気分」などがオススメ。さあ、さっそく作って今日から実行しましょう！

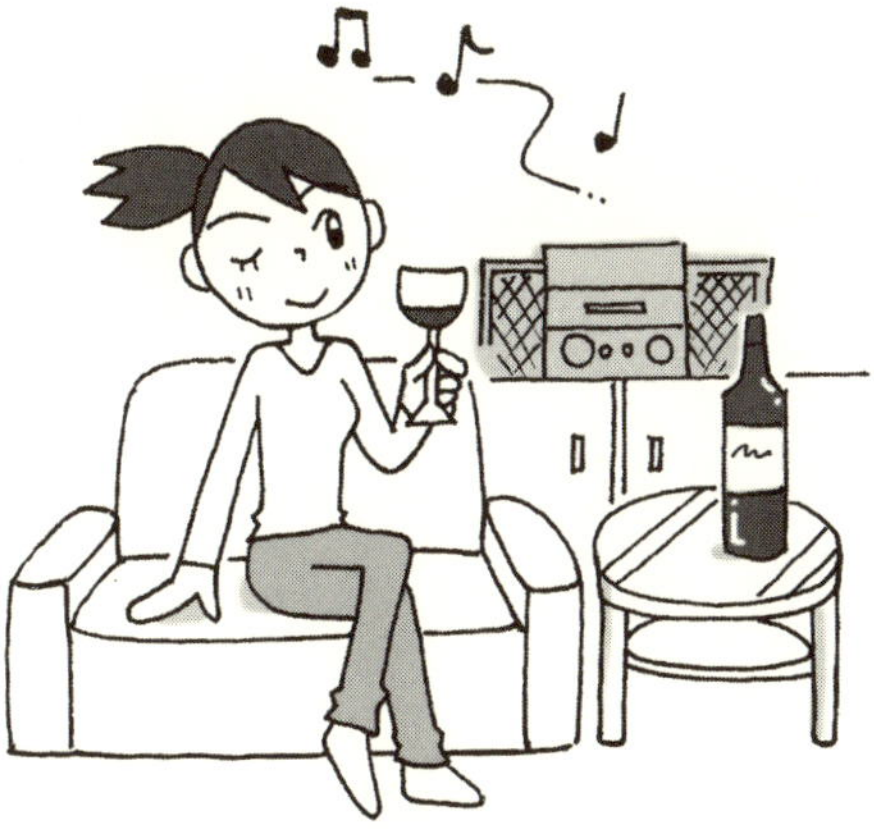

実践！スリム習慣 24

「これをしていると幸せ！」と思う行動を7つ挙げてみましょう。できれば手帳に書きとめたり、部屋に貼《は》ったりするとより効果アップ。毎日1つ、ダイエット中の自分にプレゼントを！

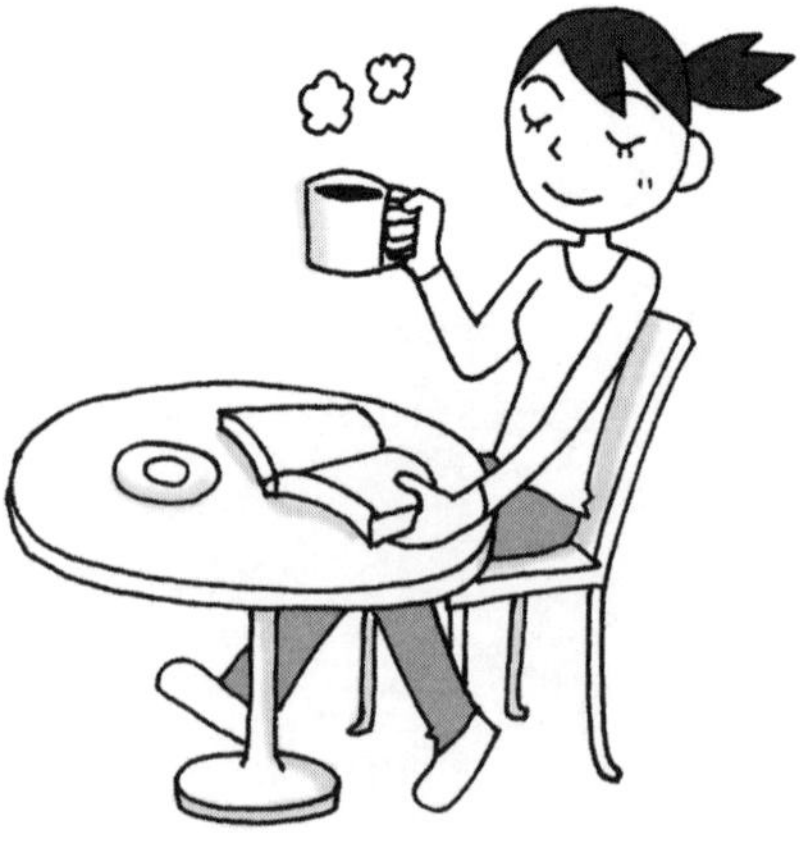

至福リスト

1

2

3

4

5

6

7

スリム習慣
25

「〜しなければならない」ではなく「〜したい」で行動しよう。

繰り返しになりますが、ダイエット中はストレス状態に入っています。だからこそ、ダイエット中の生活は心にエネルギーを送る「充電モード」に切り替えましょう。充電モードに切り替えるコツは、生活全体を「〜しなければならない」から「〜したい」に変えること。

ストレスが溜《た》まっている時は、普段より「したいこと」をどんどん自分にプレゼントしてあげましょう。たとえば以前から観たかった映画に出かけたり、気のおけない友達と温泉に出かけたり。マッサージやスパでリラックスするのも◎。心がワクワクすること、心地良く過ごせることを行うと、心の充電レベルが上がり、継続してダイエットを頑張ることができます。

逆に、したくないこと、しなければならないと思ってイヤイヤながらしていることは極力《きょくりょく》、避《さ》けたり、回数を減らしてみましょう。気を遣《つか》う付き合いは思い切って仮病を使う、無理にやっていた習い事は一時ストップする、嫌いな家事は回数を減らすなど、ちょっと自分に甘くなってあげましょう。心のエネルギーがセービングでき、ダイエットを頑張る気力に変えることができます。

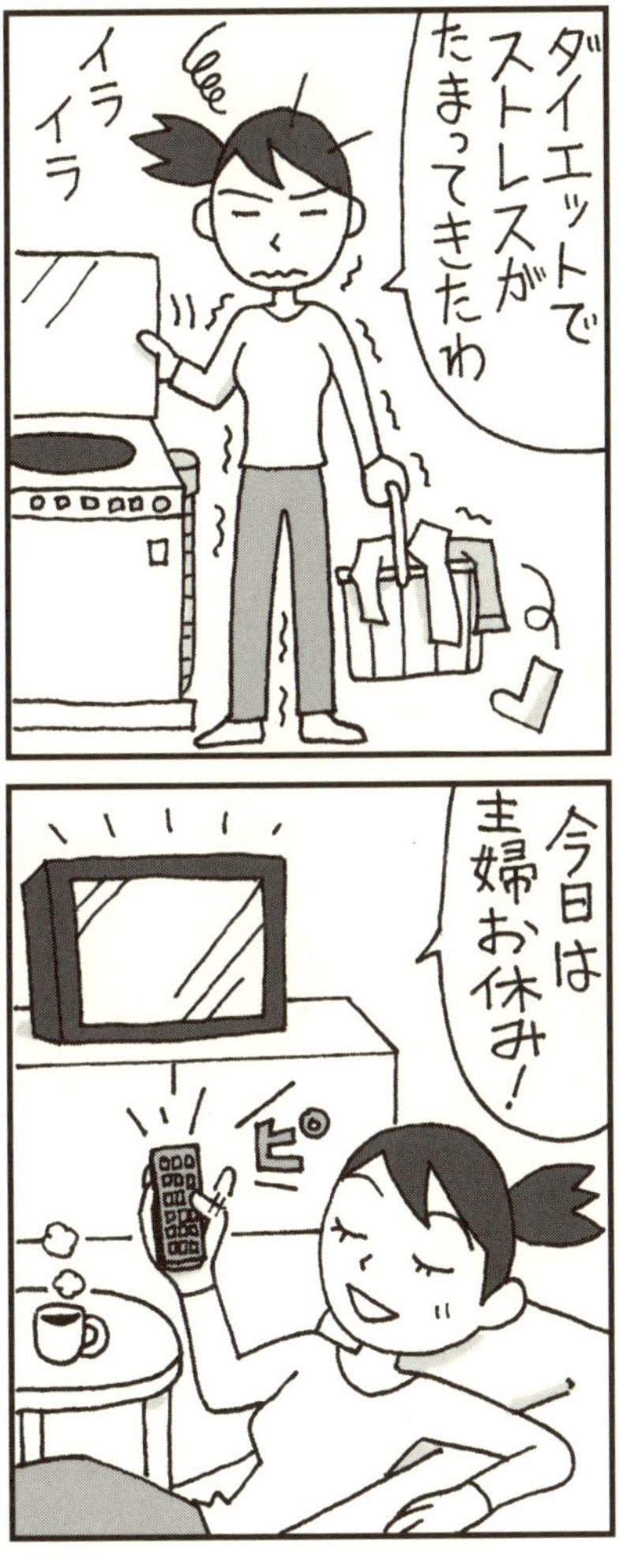
ダイエットでストレスがたまってきたわ
イライラ
今日は主婦お休み！
ピ

実践！スリム習慣 25

自分のしたいことリスト、したくないことリストを、仕事、プライベート、家事、人間関係と、多方面から書き出してみましょう。

そして、毎日の生活を「したいことリスト中心」に変えていきましょう。

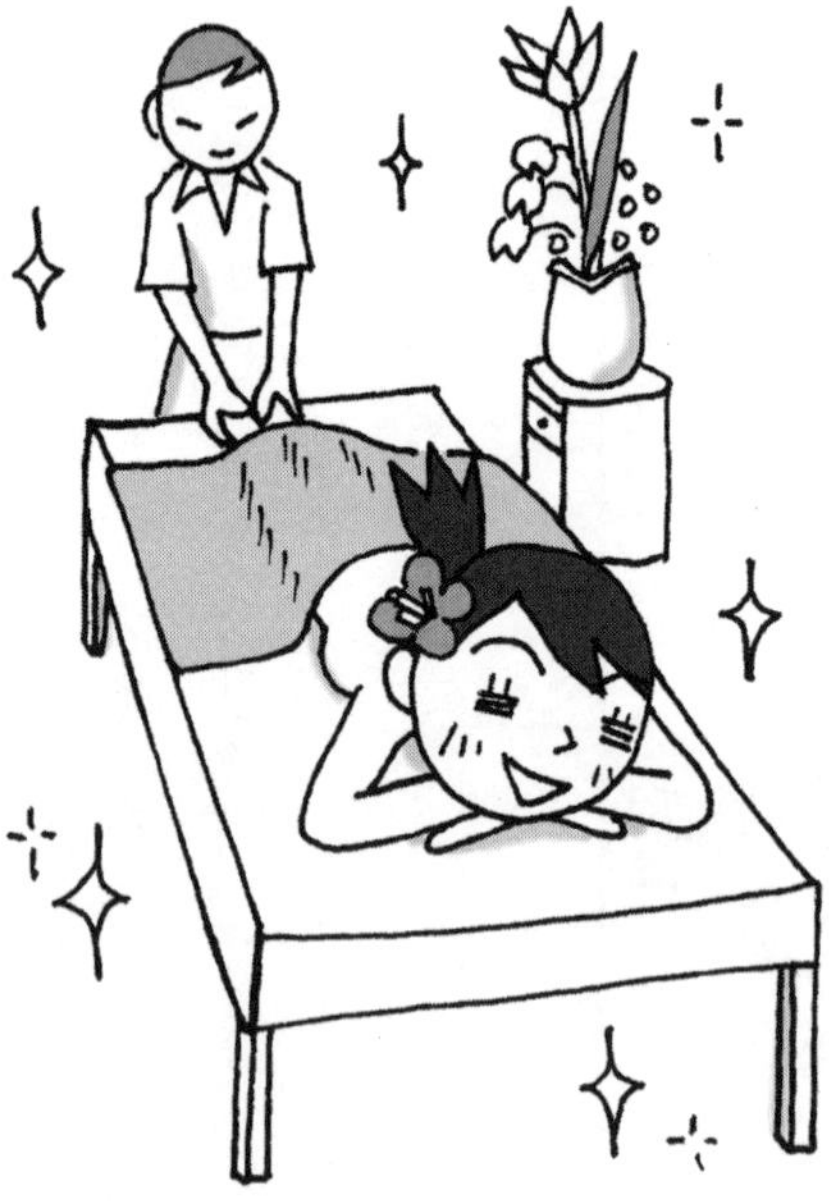

したいこと／したくないことリスト

	したいこと	したくないこと
仕事		
プライベート		
人間関係（家族）		
人間関係（職場・友人）		
家事		
育児		
趣味・習い事		

スリム習慣

26

イライラしたり、挫折《ざせつ》しそうな時はマンガやお笑いで元気をチャージしよう。

ダイエット中のストレスをすぐに解消できる方法を2つ提案しましょう。そのひとつは、マンガです。今、ダイエットに励《はげ》んでいるほとんどの方は、マンガが大好きな世代だと思います。もちろん、私もそのひとりです。自分の好きなマンガを読むと、気持ちがリフレッシュしませんか？　実は、お気に入りのマンガを読むと、心のエネルギーがすぐに充電できることが多いのです。マンガは絵と文字があるため、右脳と左脳を同時に刺激《しげき》します。すなわち、脳というのは心の働きを作っていますから、気持ちを変えることにも即効性《そっこうせい》があるというわけ。お気に入りのマンガを読んで笑ったり、和《なご》んだり、感動したりすると、ダイエット中のイライラもすぐに吹き飛んでしまいますよ。

もうひとつの方法は、笑いです。とにかく、お笑い番組や寄席《よせ》、コメディー映画を観るなど、意識して笑いを求めてください。笑うことは強力なストレス解消剤です。笑うことで免疫《めんえき》力が高まるという科学的データがあるぐらい、体にも心にもすごいエネルギー効果を発揮します。ダイエットで挫折しそうになった時、イライラしてきた時、思いっきり笑えるシチュエーションに飛び込んでみましょう。

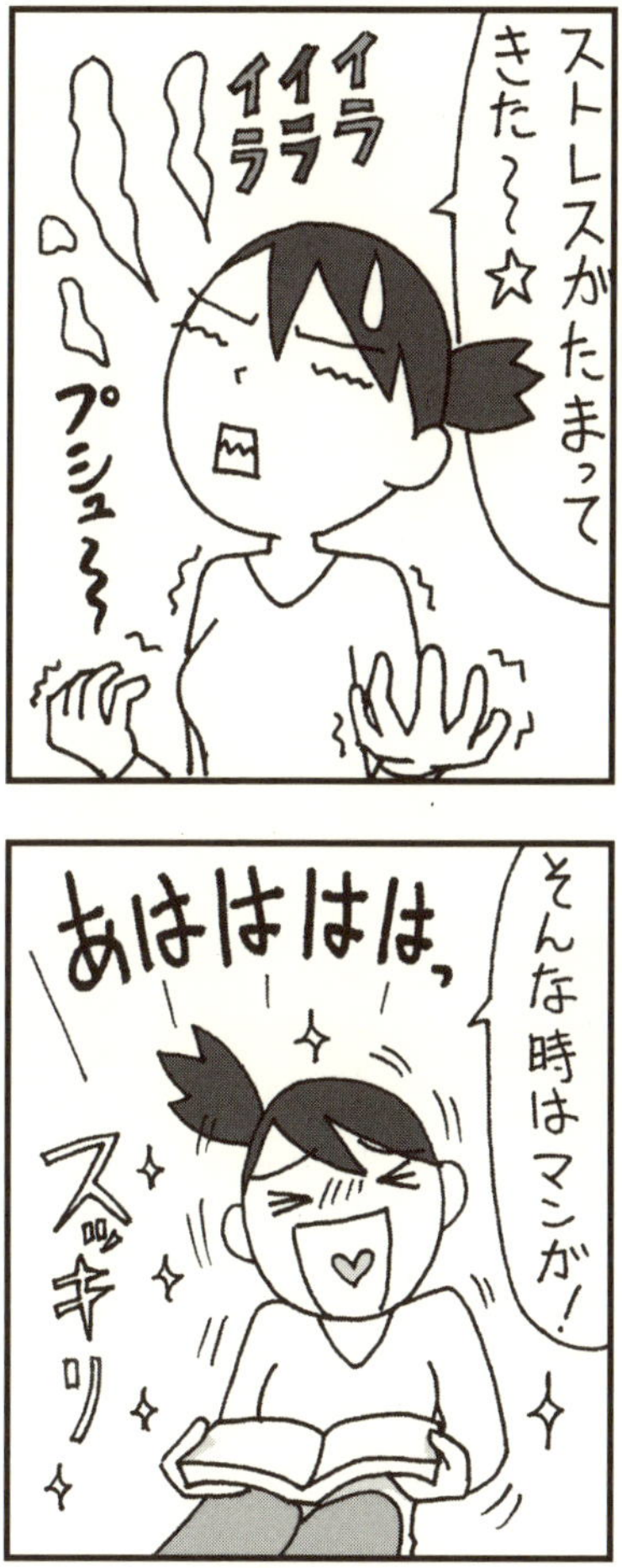
ストレスがたまってきた～～☆
イライライライラ
プシュ～～
そんな時はマンガ！
あはははは
スッキリ

実践！スリム習慣 26

イライラを溜《た》めないためにも、普段からハッピーな気分にしてくれたり、勇気がわいてきたり、笑い転げてしまうタイプの大好きなマンガ・DVD・ビデオをあらかじめ用意しておきましょう。

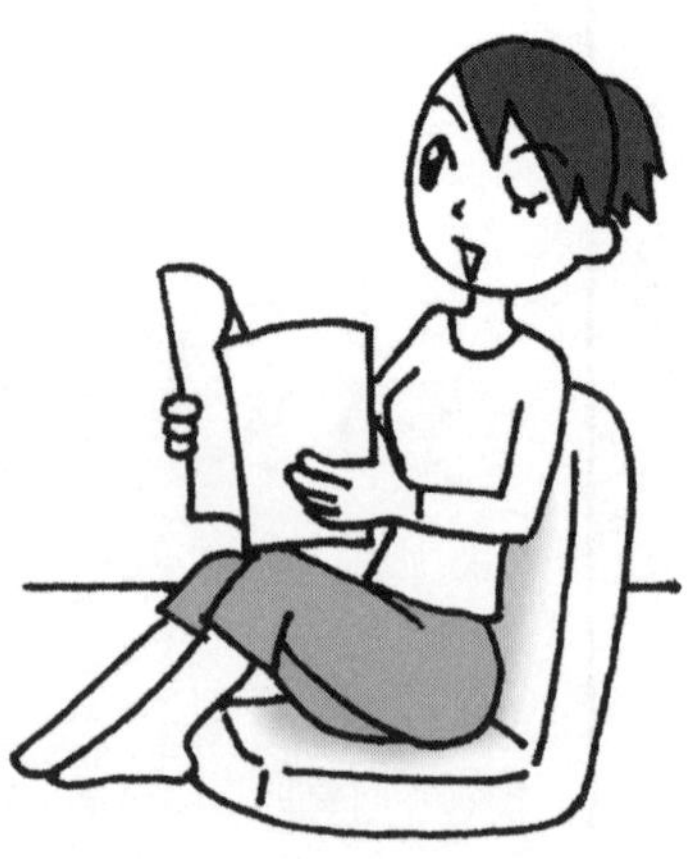

Q5 ダイエットのよくある悩みに即答！ Q＆A

毎日忙しくて、なかなかダイエットの時間がとれません。

A いつも時間に追われる生活をしている人は、脳や体へかなりの負担をかけています。またストレスも溜《た》まりやすい状態なので、ダイエットを始めても挫折《ざせつ》しやすくなります。こんな時は、ダイエットはやらないと決めてしまい、仕事や用事を集中して片づけてしまいましょう。そして、ダイエットを始めるために計画的に仕事や家事を減らしていき、忙しいと感じなくなってからダイエットをスタートさせた方が、絶対に成功率は上がります。もしダイエット中に忙しくなってきたら、思い切って１日だけでも仕事や家事を休んでみては？　携帯電話の電源を切り、時計も外してただただボーッとする時間を作ってみましょう。まずはストレスを減らし休養することが、ダイエット成功への近道です。

スリム習慣

27

1日10分間でもボーッとする時間を持とう。

「忙しい」という字は、「心を亡くす」と書きます。

字が現わしている通り、いつも興奮《こうふん》した状態でキリキリと忙しく動いていると、交感神経が緊張《きんちょう》し続けるため、心がどんどん疲れていきます。肩が異常にこったり、胃腸の調子が悪かったり、気分の浮き沈みが激しい……という時は、交感神経が緊張している証拠。この状態を放っておくと、体や心のサビの原因となる活性酸素がどんどん発生して、動脈硬化《どうみゃくこうか》や心筋梗塞《しんきんこうそく》、脳梗塞のリスクが高まります。

とくにダイエット中は、ただでさえ心と体が疲れやすくなっています。スケジュールが可能な時にはできるだけ仕事や家事を休み、何もしない1日を作りましょう。そして時間に追われずに、1日をゆったりと自分のペースで過ごしてみてください。もし気が向けば、そんな時にこそ溜《た》まっていた郵便物に目を通したり、写真を整理する、疎遠《そえん》になっていた友人に手紙を書くなど、前からやりたかったけれどできなかったことや、気になっていた用事をゆったり楽しみながら片づけると、まるでのどの奥に刺《さ》さっていた小骨が抜けたように心がすっきりします。この時間に追われない生活が、爆発寸前《すんぜん》だった交感神経を休ませてくれるのです。

忙しくて丸1日休むのは難しい……という場合は、1日10分でもいいので人目につかない場所で目を閉じ、何も考えない時間を確保しましょう。何も考えない、何もしない、何にも束縛《そくばく》されない……。これで副交感神経が優位《ゆうい》になり、リラックスできます。この10分間は携帯電話もオフにして、メールも見ないようにしてください。できれば緑や花を眺《なが》める、空を見上げる、川辺や海辺に行くなど、自然に触れる環境がベストです。

実践！スリム習慣 27

あらかじめ、毎日ボーっと過ごす時間帯を決めてしまいましょう。ついつい用事を詰《つ》め込んだり、メールや電話をしがちですから、普段から意識して「ボーっとタイム」をスケジュールしておくのがコツです。

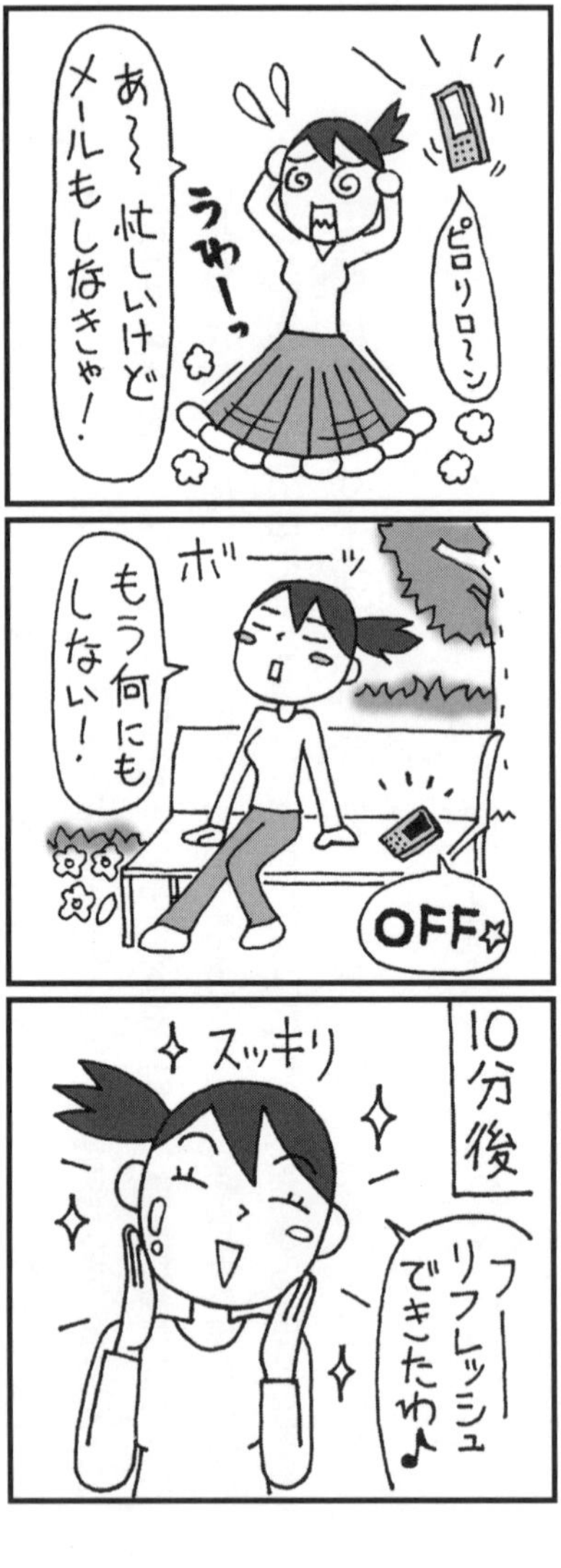
ピロリロ～ン
うわーっ
あ～ 忙しいけど メールもしなきゃ！
ボーーーッ
もう何にも しない！
OFF☆
10分後
スッキリ
フー
リフレッシュ できたわ♪

Q6

「食べちゃいけない」と思うほど食べたくなります。どうしたらいいですか？

A 「スリム習慣25」でご紹介した通り、「～ねばならない」という考え方はストレスの素《もと》です。考え方を「痩《や》せねばならない」から「痩せたら○○がしたい！」――たとえば流行の服が着たい、水着が着たい、など、ポジティブな考え方に変えると気持ちがグンと楽になるはず。また常に「胃だまし」食品（172ページ～参照）を常備《じょうび》して、空腹を我慢《がまん》しないようにすることも効果的。それでもどうしても食べたい時は、思い切って食べましょう。ダイエットホリデーを1～2週間に1回ぐらい用意しておき、ホリデーには1食だけ、好きなものを食べる。そして必ず次の食事で調整するようにすれば、そうそう体重は戻りません。

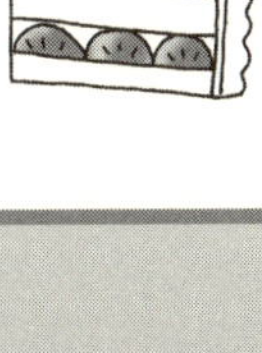

スリム習慣

28

目標はこきざみに。達成するたび自分を褒《ほ》めて、ご褒美《ほうび》をあげよう。

人によって体重の減るリズムは違うもの。1ヶ月で痩《や》せる人もいれば、数ヶ月かかる人もいます。そんな時にあまり自分を追い詰《つ》めてしまうと、反動からヤケ食いしてしまい、リバウンドの原因に。「3週間ダイエットを続けてえらいわ」とか「目標には届いていないけど、2キロも体重を落としたなんて、すごい！」など現在の等身大の自分を褒めてあげましょう。

そして1ヶ月ダイエットを継続できたら、何か自分に小さなプレゼントをあげましょう。ダイエット中ぐらい、ちょっと財布の紐《ひも》が緩《ゆる》んでもいいじゃないですか！　経済的に負担にならない額を決めて自分にプレゼントしてあげましょう。ダイエット中のストレス解消になるだけではなく、そのプレゼント欲しさに、ダイエットを頑張る気力もわいてきますよ。

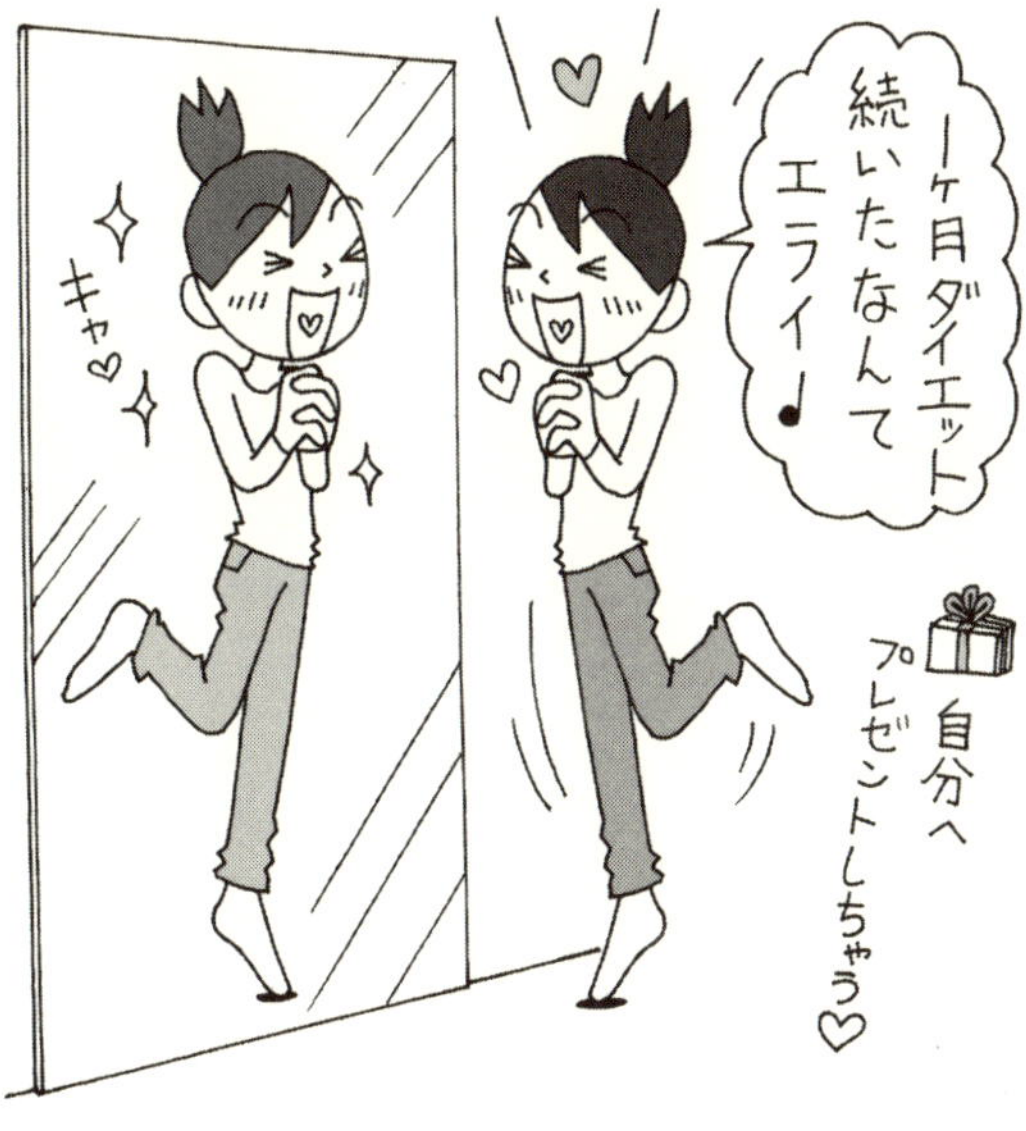
1ヶ月ダイエット続いたなんてエライ♪
キャ♡
自分へプレゼントしちゃう♡

実践！スリム習慣28

さっそく、自分にあげるプレゼントを決めましょう。「予算は？」「何が欲しい？」いろいろと想像するだけでも楽しいですよね。

スリム習慣 29

食べたい衝動《しょうどう》に襲《おそ》われた時の簡単コントロール法～自律神経編～

食べたくてイライラしてきたら、まずは「何かに夢中になる」ことをオススメします。たとえば、歯磨《はみが》きを5～10分間真剣にやる。この時、甘い歯磨き粉を使うと満足感を感じる人も多いようです。そのほか、女性だったらネイルのケアをしたり、洋服のコーディネートをするなど、気持ちが食欲からそれるような「何か」を見つけるのがコツ。その「何か」は自分がとっても好きなこと、楽しめたり癒《いや》されたりすることがベストです。大好きなタレントや俳優《はいゆう》のビデオやDVD、夢中になれるマンガや推理《すいり》小説などを用意しておいてはいかがでしょうか。

それでも気持ちがおさまらない時は、交感神経を活性化させましょう。近所に散歩に出たり、掃除機《そうじき》をかける、ストレッチやラジオ体操をするなど、気分転換になる程度に体を動かしてみましょう。また熱いお風呂に入ったり、シャワーを浴びたりするのも、交感神経を活発にする効果があります。ぜひ試してみてくださいね。

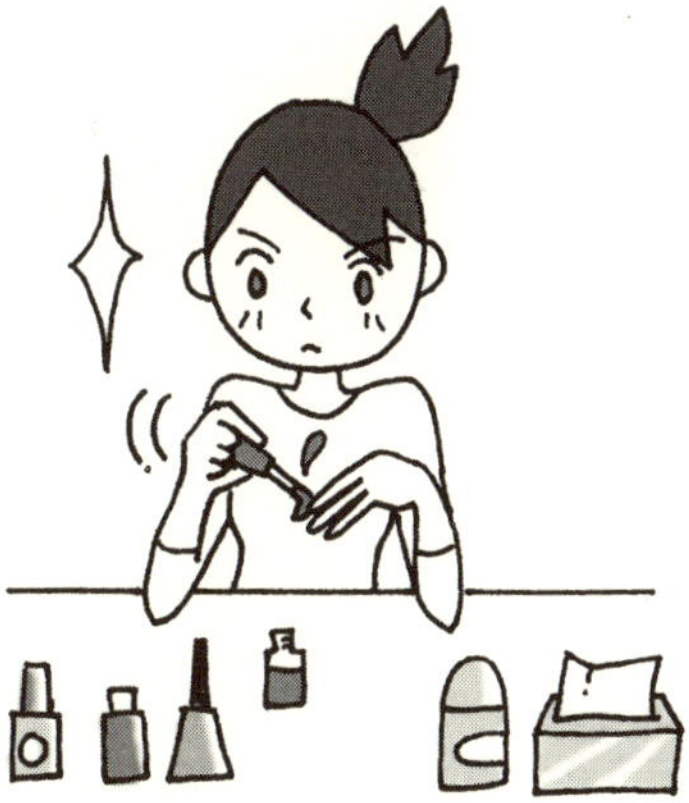

実践！スリム習慣 29

食べたくてイライラした時に食べてしまうと、ドカ食いの危険性が！　何かに夢中になる、もしくは軽く体を動かして、自律神経のコントロールをしましょう。

スリム習慣

30

食べたい衝動《しょうどう》に襲《おそ》われた時の簡単コントロール法～食事編～

自律神経コントロールを試してみても効果がない、「どうしても食べたい！」という時は、思い切って食べましょう。そんな時に活躍《かつやく》するのが、カロリーは少ないけれど満足感がある、別名「胃だまし」食品。市販のゼロカロリーのダイエットゼリーやところてん、少量のフルーツジュースや乳酸菌《にゅうさんきん》飲料を炭酸《たんさん》水で割った低カロリーソフトカクテルなら意外に満足感を感じるはず。ひと手間《てま》加えたこんなメニューもオススメです。

＊ワラビ餅風ところてん

ところてん／きな粉小さじ2／低カロリー甘味料

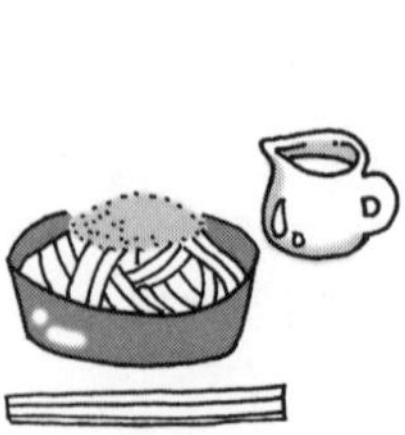

市販のところてんにきな粉と甘味料をふりかけるだけ。好みでミルクを入れてもOK。ワラビ餅風で満足感もアップします。

＊野菜ののり巻き

大根やニンジンなど、好みの野菜／のり数枚

野菜を千切りにし、好みののりで巻く。とくに韓国のりはゴマ油の風味がアクセントになって、ダイエット中の物足りなさも解消します。

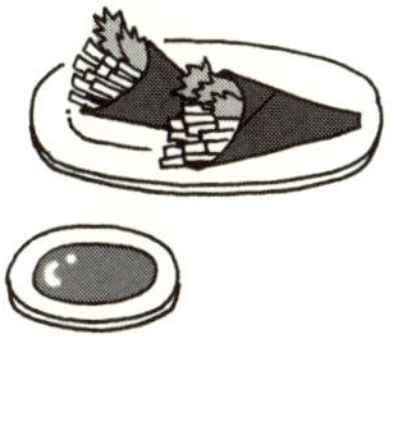

実践！スリム習慣 30

ダイエット中でもどうしても食べたい時は、あまり無理をしないで食べましょう。ただし、普段から「胃だまし」食品をいろいろと用意しておくこと。低カロリーで満足感のあるメニューを自分でも開発してみて！

スリム習慣

31

「香り」のパワーでストレスを軽減させせよう。

イライラを溜《た》めやすい人は適当に手抜きをしたり、ホッとひと息つくなど、自分を休ませることが上手くできません。オンとオフの切り替えが上手にできないので、いつも緊張を溜めやすく、肩こりや頭痛、便秘《べんぴ》や下痢《げり》などが慢性化《まんせいか》しやすいのです。

そんな心身ともにお疲れの人に効果的なのは、生活の中に「香り」を取り入れること。香りは、鼻の嗅神経細胞から大脳辺縁系という人間の本能を司《つかさど》る脳に伝わります。そして大脳辺縁系から自律神経の中枢《ちゅうすう》に信号が伝わり、交感神経と副交感神経の働きに強い影響を与えるのです。しかも大脳辺縁系には人間本来の「好き・嫌い」「快・不快」を判断する扁桃体《へんとうたい》や、記憶を管理する海馬《かいば》などがあります。そのため、大脳辺縁系を直接刺激《しげき》する香りは、ストレスを左右する自律神経に大きな影響を与えるのです。

そこでオススメなのが、オンとオフをイメージしやすい香りを常備《じょうび》しておき、それをスイッチ代わりにして心を切り替える方法。

オフモードになる香りには、自分がホッと安らげる香り、リラックスできる香りを選びましょう。たとえば、子どものころ庭に咲いていたキンモクセイの香り、大好きな甘いお菓子の香り、リゾートを彷彿《ほうふつ》させる南国系の花や果物の香りなど……。またバスクリンや牛乳石けんの香りを嗅《か》ぐとリラックスする、という人も結構多いんですよ。心地良い気分になれる香りの香水やオイル（精油）を用意しておき、イライラしてきたらそれを嗅いで、オフモードに切り替えましょう。

逆に「今から大事な会議がある」という時や、「お客様が来るから急いで掃除《そうじ》をしなくちゃ！」なんていう時には、気持ちがオンになる香りを嗅ぎましょう。すると交感神経が優位《ゆうい》になり、仕事や家事の能率がアップします。オンになりやすい代表的なものは、コーヒーや濃いお茶の香り。インクや本の香り、ミント系の香りなども気持ちを高めるのに効果的です。嗅ぐと気持ちがシャキッとするような香りを普段からチェックして、オフの香りと一緒に手元に置いておきましょう。たかが香り……とあなどらず、ぜひ試してみて！

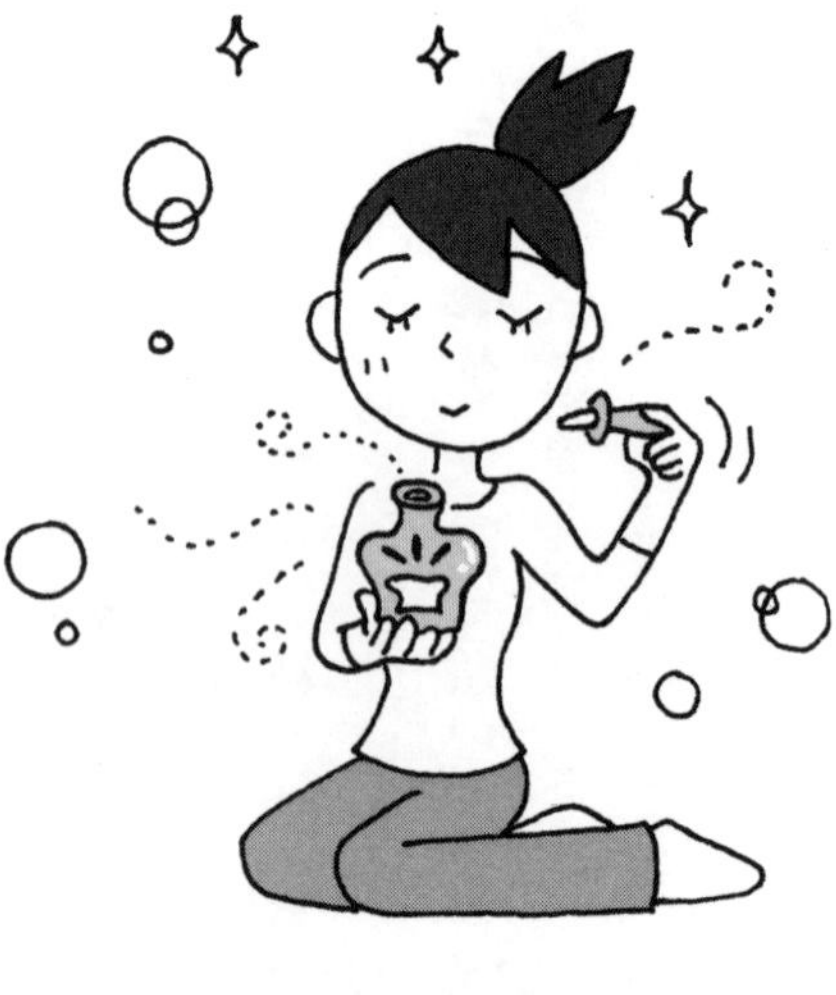

実践！スリム習慣31

気持ちをオン／オフにさせる香りを普段からチェック！　いつも手元に置いておけば気持ちの切り替えが素早くできます。

Q7

夜中にお腹が空いて眠れません。

A まずは「スリム習慣29」にある、自律神経コントロールを試してみましょう。時間をかけて歯《は》磨《みが》きをしたり、ネイルケアをするなど、何かに集中することが大切です。またストレッチなど軽く体を動かすのも◎。それでもダメな時は「スリム習慣30」でご紹介した、胃をだます低カロリーメニューを試してみて。空腹が長く続くと、イライラして不眠の原因になるので注意しましょう。またダイエット中は、夜の空腹を避《さ》けるために、夜遅くまで起きていないよう仕事や生活をコントロールして、早寝生活をすることも大切です。

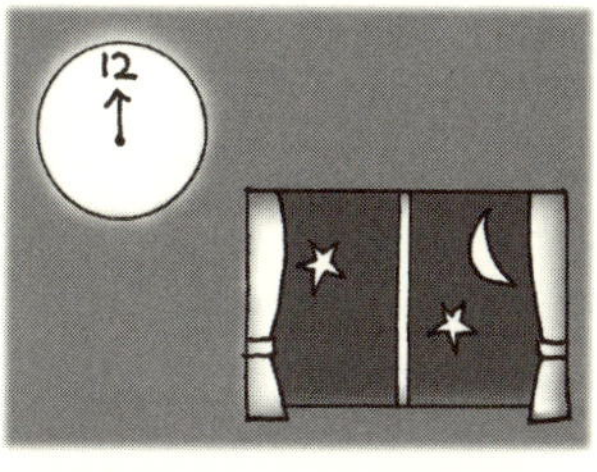

スリム習慣

32

生活バランスをチェックして自分のストレス耐性《たいせい》を知ろう。

ただでさえストレスフルな現代ですが、ダイエット中はそれに輪をかけてストレスが溜《た》まりやすい時期です。ここでは、ちょっとやそっとのストレスがやってきても、ダメージを受けにくくするためのノウハウをお伝えしましょう。

そもそもストレスとは、「生体に何らかの刺激《しげき》が加えられた時に発生する生体側のゆがみ」と定義されています。つまり、ストレスとは必ずしも不快なことや嫌なことからだけでなく、うれしいことやおめでたいことが起こった時にも発生するおそれがあるということ。事実、昇進《しょうしん》や結婚を機に、大きなストレスを背負う人もめずらしくありません。

　では、ストレスの耐性を上げるためには一体どうしたらいいのでしょう？　それは「生活のバランスを整える」ことです。あなたは今、生活のバランスがとれていますか？　仕事に忙殺《ぼうさつ》されてプライベートな時間がまったくなかったり、子育てだけにすべてのエネルギーを注《そそ》いでいたり……。これらは生活バランスが崩《くず》れている一例です。では、バランスのいい生活とはどういう状態を指すのでしょうか？　まずは次ページからの6項目について、最高10点満点として点数をつけてみてください。

生活バランスチェックシート

1　仕事や家事が充実《じゅうじつ》していますか？

現在の自分の仕事の内容や人間関係を、総合的に判断してください。
直感でＯＫ！

□点

2　経済状態は安定していますか？

収入・貯蓄《ちょちく》など満足度を総合的に判断してください。

□点

3　健康状態は良好ですか？

心と体の両面から考えてください。

□点

4　家族との関係は良好ですか？

独身の人は、自分の親や兄弟との関係を考えてみましょう。

□点

5　仕事以外の友人や仲間との関係は上手くいってますか？

仕事を抜きにした友人・知人との人間関係について考えてください。

□点

6　趣味や娯楽《ごらく》など、プライベートな楽しみを持っていますか？

自分の趣味や余暇《よか》にどのくらい満足できているかを判断してください。

□点

点数を記入できたら183ページの円グラフの上に点をとり、それらの点を結んでください。バランスのとれたキレイな六角形になりましたか？　どんな人の生活にもこれら6つの側面が存在します。そしてこれら6つの側面の満足度や充実度が高いほど、心のエネルギー源をたくさん持っていることになります。すなわち、ストレスに対する耐性が強い証拠なのです。

逆に、どこかが突出《とっしゅつ》していたり、どこかがへこみすぎている人は要注意。また、すべてが5点以下の小さな六角形になった人も同様です。これらの人は心のエネルギー源が不足しています。そのため、ストレスがかかると心のエネルギーが底をつきやすいのです。このような人は、「自分はストレスがかかるとストレス耐性が低い」と自覚しておき、低い点数を1点ずつ上げていく心がけが大切です。バランスの良い大きな六角形を目指して、頑張って。

実践！スリム習慣 32

ストレス耐性を上げるためには、生活のバランスがとれていることが何より大切。チェックシートで今の自分に不足している生活項目を確認して！

生活バランスチェックシート

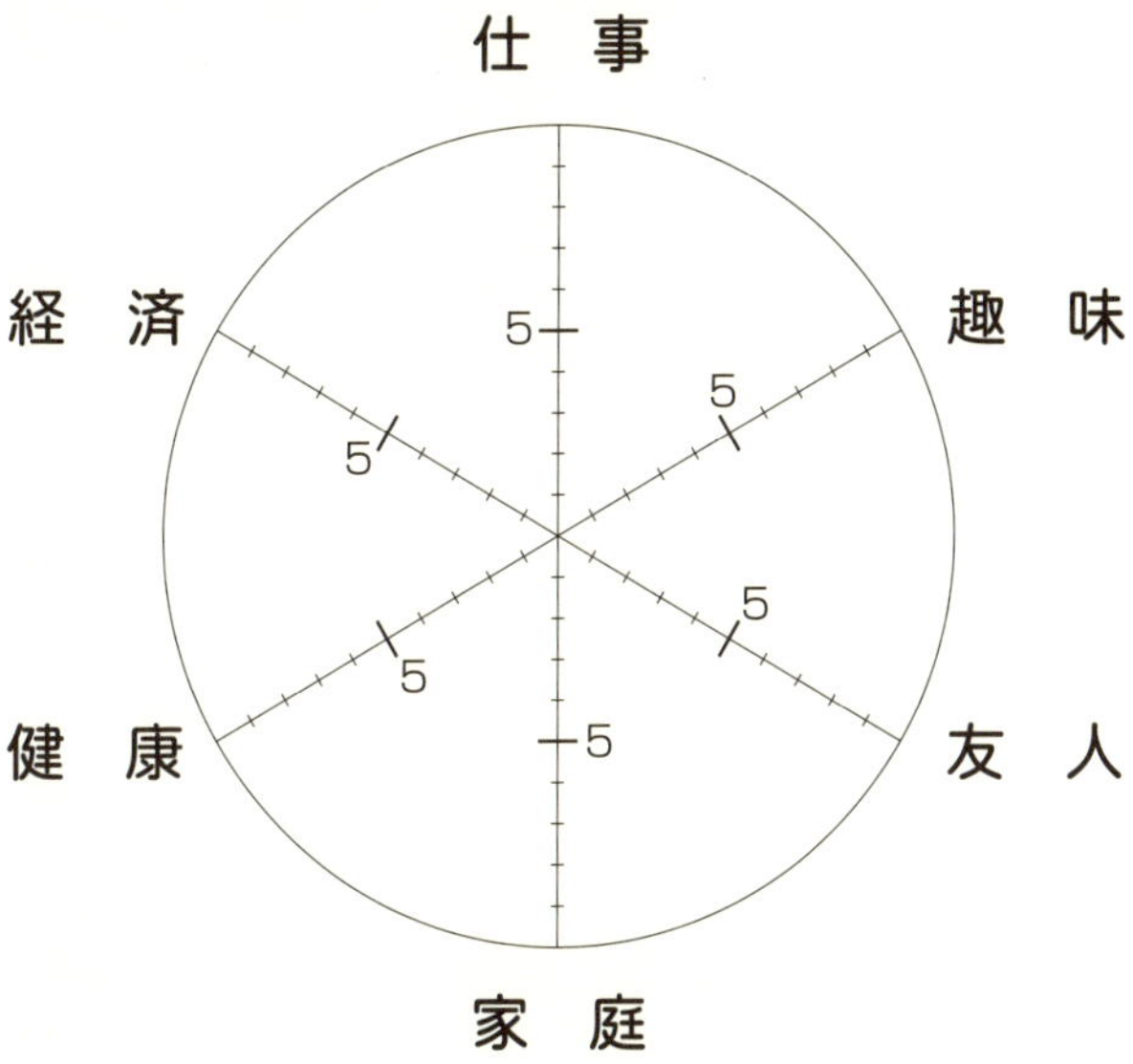

出っぱりやへこみのない、キレイな六角形になるのが理想的。
極端《きょくたん》に点数の低い箇所は、今日から注意してみましょう。

スリム習慣 33

コンプレックスは宝物。

「A子は昔からスリムなのに、私はどうして痩《や》せられないんだろう……」「同期のB美は美人で仕事ができてうらやましい。それに引きかえ私なんて……」などなど、たくさんのコンプレックスに悩んでいませんか？　とくにダイエット中はスリムな人がうらやましく見えるので、ますますコンプレックスを抱《かか》えやすくなります。そこでコンプレックスをバネに幸せをつかんだ、私の経験をご紹介しましょう。

実は私も、昔はコンプレックスの塊《かたまり》でした。とくに研修医だった5年ほどは医《い》療《りょう》現場でのコミュニケーションが上手くできなくて、しょっちゅう患者さんやスタッフとの間にトラブルを起こしていました。もともと口下手なので上手く話せない、おまけに人見知りなので愛想《あいそ》をふりまくこともできなかったのです。でも、ある時「このままではいけない！」と思い立ち、さまざまなコミュニケーション法を猛《もう》勉強。今ではコミュニケーション力をアップさせるための執筆《しっぴつ》や講演などを頼まれるような立場になりました。

　また私は小学生のころに太っていることをからかわれ、女友達から「ぶー」というあだ名をつけられました。そのあだ名を返上するために、いつもダイエット情報を集めては、実践したり、検証してきた結果、太らないスリム習慣が身についたのです。

そう、現在の私はコンプレックスをバネに努力した結果なんです。つまり、コンプレックスは自分にとってマイナスなものではなく、実は「宝物の原石」。でも原石は磨《みが》かなくてはダメですよね。だからコンプレックスから目を背《そむ》けるのではなく、それを「解消しよう!」という強い意志を持って日々努力しましょう。「太っている」ことがコンプレックスだとしたら、この本の中で自分ができそうな習慣を選んで、どんどん実践していきましょう。そうやって前向きに行動しているうちにあなたのコンプレックスは解消され、人生がもっと楽しく、イキイキと輝くはずです! そして、そのコンプレックスを克服《こくふく》した過程・経験こそが、同じコンプレックスに悩む人を勇気づけたり、自分の自信になったりと、素晴らしい宝物となるのです。

実践！スリム習慣 33

コンプレックスから目を背けてはダメ。今の自分を否定せずに、克服する素晴らしさをイメージして、前向きにダイエットに取り組んでいきましょう。

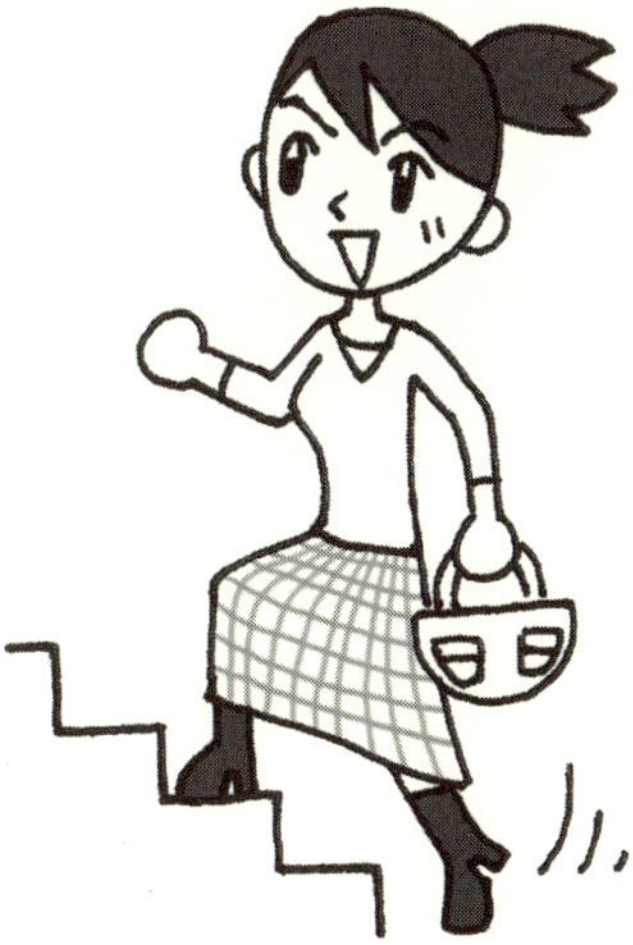

あとがき

この本は、いつまでもいつまでも、スリムで健康に美しく生きたいと願う方のために、心をこめて執筆《しっぴつ》しました。

現在、「何歳になっても健康で、スリムで、イキイキしていたい!」と願う気持ちは、女性はもちろんのこと、男性にとっても、ごく自然な欲求となっています。

一億総健康ブームといわれて久しい日本では、肥満は万病《まんびょう》の素《もと》であるというのは、周知《しゅうち》の事実。さらに体型やプロポーションによって人物が評価されてしまうという風潮《ふうちょう》が、欧米なみに蔓延《まんえん》しつつあります。とくに女性に対してはその傾向が激《はげ》しく、とても素敵な性格や能力を持っていても、ただ「太っている」というだけで、自信を失っている女性が少なくありません。

冒頭部《ぼうとう》でも触れましたが、私自身も小学生のころ、軽い肥満児であったため、「ブタ」や「ぶー」という類のあだ名をつけられて、とても傷つきました。その影響は今でも心の奥底に残っていて、たとえばディズニーのプーさんファミリーのピグレットがどうしても好きになれない……なんていう小さな傷跡になっています（笑）。

でも私は、持ち前の負けん気と探究心で、若いころからさまざまな試行錯誤《しこうさくご》を続け、「太っている」というコンプレックスを完璧に解消し、スリムな体型を手に入れました。そしてその過程で、いくつになってもスリムであり続ける知識を身につけることができたのです。おかげで2児の出産を経《へ》て40歳になった今も、「健康なスリム」をキープし続けています。もちろんそれらの知識は、医師としての目で検証した、「健康」で「安全」なものばかりです。今では、自分自身が活用するほか、ダイエット外来で患者さんにお伝えしたり、雑誌やネットなどのメディアで提供したりと、多くの方に喜んでいただいています。

本書では、私が手に入れた「健康でスリムであり続けるための知識」を、「魔法の習慣」と題してできるだけわかりやすく、シンプルにまとめるよう工夫しました。ぜひ世の中の「健康なスリム」を目指す数多くの女性、そして男性にも、ご活用していただきたいと願っています。

この本を手に取られた「あなた」が、健康なスリムを手に入れ、キープし続けるためのパートナーとして、本書をお手元に置いていただけたならば、著者として最高の喜びです。ここまでお読みいただき、ありがとうございました。

謝辞　この本を上梓するにあたり、素晴らしいお言葉を帯に賜りました恩師・塩田清二先生に深くお礼申し上げます。また、多大なご尽力を賜りました小笠原英晃様、執筆において力強いサポートをいただいた藍原育子様、素晴らしい編集をほどこしていただきました太陽出版・宮本真衣様に心から感謝を申し上げます。ありがとうございました。

奥田　弘美

２００８年　晴れやかな新春の東京にて

●奥田弘美（おくだ・ひろみ）
精神科＆内科医（医学博士・精神保健指定医）／ダイエット・コーチ／作家（日本ペンクラブ正会員）／メディカル＆ライフサポートコーチ研究会代表。

92年、山口大学卒。内科医を経て精神科医に。精神科へ転科した際、時同じくしてコーチングと出合う。精神科・内科の医療知識とコーチングを融合させた独自の理論を次々と確立。ダイエットのための「コーチングダイエット法」、心のケアのための「セルフサポートコーチング法」、コミュニケーションのための「メディカルサポートコーチング法」を、執筆や講演、診療にて提案している。

現在勤務する東京メディカルケア八重洲クリニックではダイエット外来、精神科外来を担当。わかりやすくユニークな理論はメディアでも好評で、雑誌・新聞などで多数連載や監修も行う。私生活では2児の母。

主な著書に、「ココロ充電池」（サンクチュアリ出版）、「もうイヤな気持ちにふりまわされない」（大和出版）、「ココロ・デトックス」（フォレスト出版）、「コーチング・ダイエット」（KKベストセラーズ）など多数。

＜著者連絡先＞
メディカル＆ライフサポートコーチ研究会　*http://medical-life.info*
著者ブログ「精神科女医が薦める心のデトックス＆コーチング・カウンセリング」
http://medical-life.jugem.jp/

これならできる！　魔法のスリム習慣
〜カラダ・ココロ　スッキリダイエット〜

2008年３月20日　第１刷

著　者　奥田弘美
イラスト　前田美和
発行者　籠宮良治
発行所　太陽出版
〒113-0033　東京都文京区本郷4-1-14
TEL 03(3814)0471　FAX 03(3814)2366
http://www.taiyoshuppan.net/

［印刷］壮光舎印刷　［製本］井上製本
ISBN978-4-88469-566-8